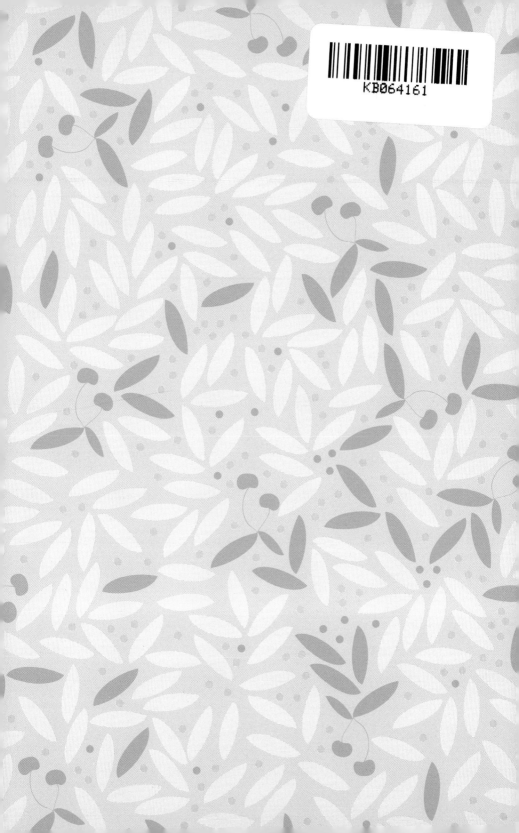

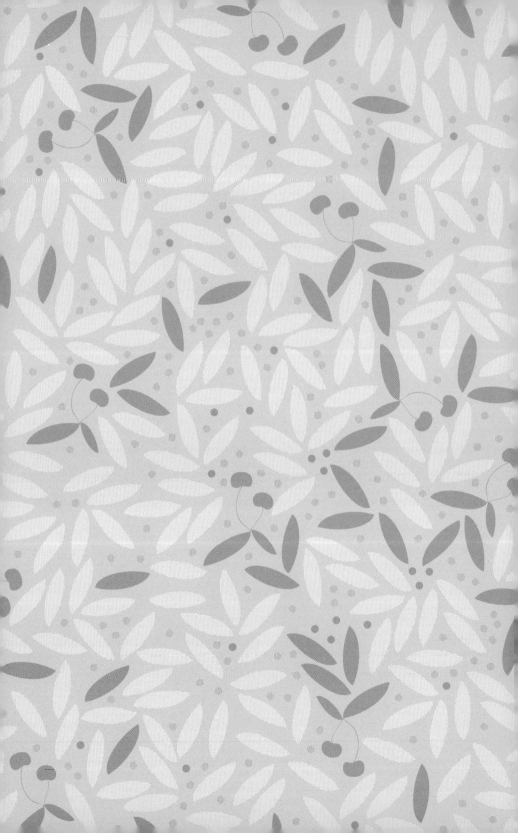

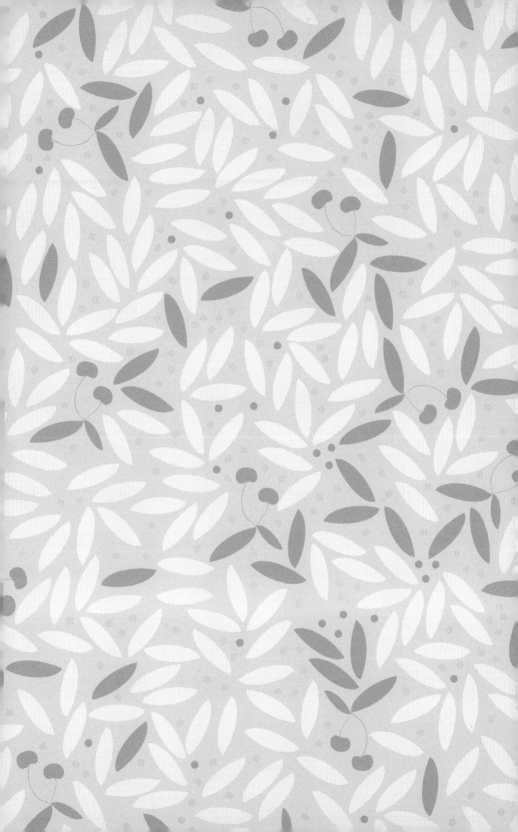

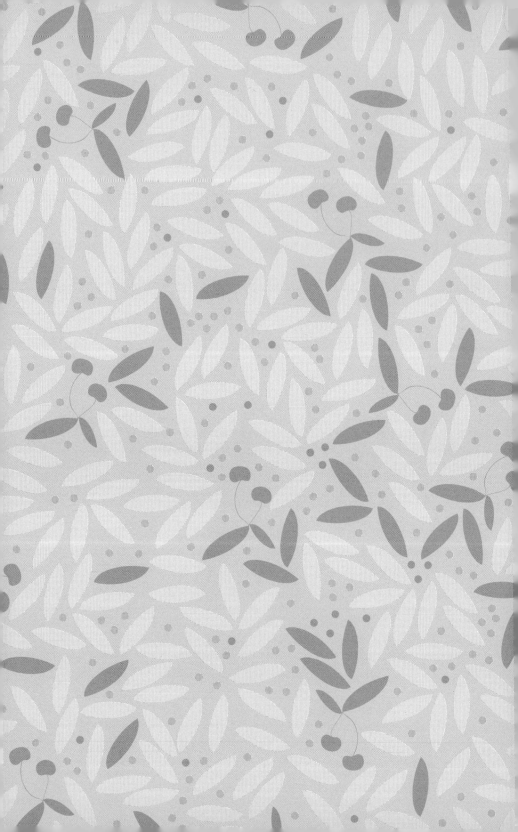

나도 예뻐질 수 있다

자연성형 전문가 김경모 원장 지음

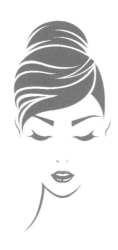

가림출판사

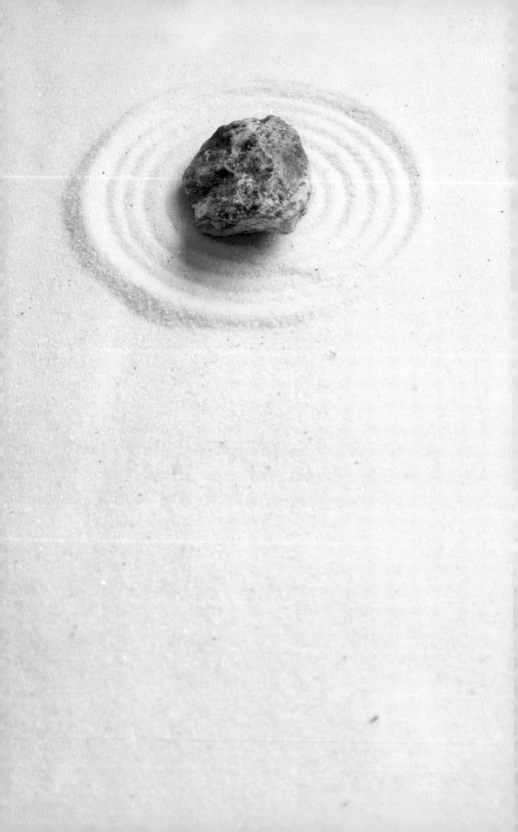

우리나라 국민소득이 3만 달러를 넘어섰다는 소식을 들었습니다.

우리나라도 명실상부한 선진국이라는데 자부심을 느낍니다.

한국 사람들의 일반적인 의식수준도 상당히 높아져서 다른 문명국가에도 우리나라의 우수한 문화를 알려주고, 서로 소통하고 있습니다.

요즘 들어서 1년에 5~6차례 정도 미국을 다닐 기회가 있었는데, 미국 내에서 비행기를 타거나, 일상생활을 할 때 절실하게 느낀 점은 한국과 비교해서 '미국이 과연 선진국인가?'하는 점입니다. 어떤 점에서 미국은 10년 전과 비교할 때 제자리 걸음을 하는 것 같은 느낌을 많이 받습니다.

반대로 우리나라는 그 당시 앞선 문화를 받아들여서 지금은 세련되고, 합리적으로 잘 발전시켜 일상생활에 적응하는 점이 아주 놀랍습니다. 제가 보기에는 오히려 미국이나 앞서 발전했던 국가들이 우리나라의 발전된 문화를 미처 다 받아들이지 못하고 있는 것 같이 보입니다.

IT 분야에서도 그렇지만 아주 우수한 한의학적 이론의 응용 면에서 한국은 독보적인 우수한 인력을 보유하고 있습니다.

국내에 처음으로 한의안면성형학회를 만들어서 한의학적 성형기법을 알리기 시작했을 때는 다소 거부감도 없지는 않았으나, 이제는 김경모 원장과 같이 젊고 능동적인 한의사들이 성형시장의 새로운 분야를 잘 가꾸어 나가고 있는 것 같아서 정말 자랑스럽습니다. 더군다나 이렇게 책까지 출간한다고 하니 그저 대견하기도 하고, 그동안 어렵게 책 쓰느라 고생했을 김경모 원장의 노력에 박수를 보냅니다.

앞으로 사람을 살리는 한의학적 성형이 우리나라뿐 아니라, 전 세계적으로 한국의 새로운 가치를 창조하는 큰 역할을 하리라 믿어 의심치 않으며, 김경모 원장뿐 아니라, 우리나라의 한의학적 오피니언 리더(opinion leader)들의 무한한 발전을 기원합니다.

한의안면성형학회 회장 송정화

　일천한 한방 성형의 역사 속에서 이 정도의 의학논리와 대중적인 임상결과를 확보했다는 것은 선배들에게는 무엇보다 귀중한 선물이며 진실로 대견함과 자랑스러움을 느끼게 합니다.

　한방성형이란 그 연원이 짧지 않습니다. 한의학의 역사와 다를 바 없습니다. 소조(塑造)라 하여 마왕퇴(馬王堆)의 오십이병방(五十二病方)과 소문(素問) 그리고 영추(靈樞) 등에 요즘 말하는 성형(成形)의 개념이 분명히 기록되어 있습니다. 이후 외과적 수술법들이 발달하면서 9침 등 각종 침구가 구비되었지만, 근대 서양의학의 급진적인 발달과 유입으로 인해 결국 한의사들의 관심권으로부터 벗어나게 되고 외과적 성형도 본래 한의학에 없는 것인 양 오해받게 된 것입니다. 본인이 재야의 선각자로부터 한방성형의 기법을 전수받고 그 임상적 결과가 매스컴을 통해 알려지면서 한방성형이란 개념이 대중적으로 각인된 계기가 있었지만, 정작 한의계·양의계로부터는 환영받지 못했고 심지어 한방성형이란 용어의 사용에 대한 법적 제재의 움직임까지 있었던 적이 있습니다.

　이것은 이미 지난 옛 이야기이며, 지금은 많은 한의사들이 한방성형이란 개념을 자연스럽게 받아들이면서 학술적 내용이나 임상적 결과에 있어서도 상당한 성과를 축적하고 있습니다. 또한 김경모 원장님의 '자연성형'은 이전 한방성형의 진일보한 성과이자 새로운 경지를 개척하고 있습니다. 경락과 추나 그리고 근육학 등을 한의학적 원리로 결합하면서 오장육부라는 근본적 틀을 통해 일신을 유기적체계로 줄기차게 이해하려 합니다. 또한 심신일여의 관점에서 몸의 건강과 미용은 마음의 안정과 조화에 의해 항시 정신(情神)으로 합일·승화됨을 주목하고 있습니다.

　이 책의 내용들이 한방성형 학도들에게 좋은 나침반이 될 것으로 믿어 의심치 않습니다. 그리고 한방성형에 관심 있는 모든 분들에게 좋은 길잡이로서 추천 드리고 싶습니다.

素山한의원 원장　이구형

자연성형이야기를 시작하면서..

유아 가구 디자인을 하는 친구를 오랜만에 만났습니다.
"어이~오랜만이야."
친구에게 인사를 건넸습니다.
"응, 그래, 친구야. 저기 저 아가씨 몸매가 너무 좋지 않니?"
지하철 역에서부터 방향이 같아 뒤에서 몸매 감상하면서 걸어왔다고 하
는군요.
"저런 몸매는 어떻게 만들지? 타고나는 건가?"
친구는 입에 침이 마르지 않습니다.
그래서 제가 이랬습니다.
"코끼리가 살빼도 기린은 안되는 거야. 기린이 아무리 뚱뚱해져도 코끼
리처럼은 안되는 거구."
"그럼, 저 아가씨는 기린으로 태어난 거군."
"하하하, 재밌네. 맞는 이야기 같은데.. 그럼 난 뭐로 태어난 거야?"

동식물과 마찬가지로 사람은 타고난 모습이 있습니다. 이것을 체형이라
고 합니다. 아무리 바라고 노력한다하더라도, 변할 수 없는 한계와 범위가
있습니다. 이를 억지로 바꾸게 되면 부자연스럽거나 어색한 상태가 되는 겁
니다.

얼굴도 마찬가지입니다.
타고난 기운과 기질에 따라서 외형이 만들어지는 것입니다. 얼굴은 우리
오장육부의 꽃이 피어나는 곳입니다. 향기나는 꽃이 피어나려면, 뿌리부터
튼튼해야 하는 것은 너무 당연한 이야기입니다.
제가 지금부터 자연성형과 한방성형에 관한 이야기를 하려고 합니다. 한
방성형은 양방에서의 성형과는 시술방법이나 목적이 다릅니다.
자연성형이라고 하는 것은 한의학적 기반하에 인위적인 방법을 동원하
지 않고, 가지고 태어난 본연의 아름다움을 되찾아주는 것입니다. 이 책을
통해 자연성형에 대한 이해와 인식을 바꾸는 데 작은 지침을 제시할 수 있
었으면 합니다.

자연성형 전문가 김경모

차례 | c o n t e n t s

추천의 글 / 한의안면성형학회 회장 송정화 ● 007

추천의 글 / 素山한의원 원장 이구형 ● 008

책머리에 ● 009

얼굴은 오장육부의 정신을 담는다 ● 012

건강한 젊음을 유지하는 법 - 동의보감 중 양생요결 ● 013

체질별 식이요법 ● 016

얼굴로 내 몸 상태 알아보기 ● 018

제 1 장 자연성형은 이렇게 태어났어요 ● 020

1. 성형수술의 역사와 유래 ● 022

2. 한방성형이란 ● 027

3. 건강한 아름다움이란 ● 029

제 2 장 침으로 어떻게 얼굴이 작아져요?

- 한방성형 4단계 시술원리 ● 032

1단계 : 얼굴의 근육에 침을 놓아 시술하는 경우 ● 035

2단계 : 체형교정 안면정형술의 경우 ● 038

3단계 : 경락에 침시술을 하는 경우 ● 041

1. 수태음폐경(手太陰肺經) ● 042

2. 수양명대장경(手陽明大腸經) ● 043

3. 족양명위경(足陽明胃經) ● 044

4. 족태음비경(足太陰脾經) ● 045

5. 수소음심경(手少陰心經) ● 046

6. 수태양소장경(手太陽小腸經) ● 047

7. 족태양방광경(足太陽膀胱經) ● 048

8. 족소음신경(足少陰腎經) ● 049

9. 수궐음심포경(手厥陰心包經) ● 050

10. 수소양삼초경(手少陽三焦經) ● 051

11. 족소양담경(足少陽膽經) ● 052

12. 족궐음간경(足厥陰肝經) ● 053

4단계 : 오장육부를 조절하여야 하는 경우 ● 054

제 3 장 10년 더 젊게 만들어주는 한방성형침
- 한방성형으로 건강한 아름다움 만들기 ● 062

1. 참한 얼굴만들기(形) - 성형침으로 작은 얼굴만들기 ● 065

2. 맑은 얼굴만들기(色) - 모두가 부러워하는 맑은 피부만들기 ● 072

   피부를 투명하게 하는 천연 한방팩 ● 073

   모두가 부러워하는 맑은 피부 만드는 10가지 습관 ● 076

3. 밝은 얼굴만들기(理) - 탄력있는 피부를 간직하자 ● 082

   3배 탄력있는 피부를 유지하는 피부관리 3단계 수칙 ● 087

   어린 주름 예방하는 마사지법 ● 089

4. 바른 얼굴만들기(建) - 흉터를 치료하는 한방재생 성형술 ● 094

제 4 장 한방성형 무엇이든 물어보세요. ● 104

제 5 장 한방성형 진료후기
- 침 한 번으로 이렇게 달라질 줄 몰랐어요 ● 124

얼굴은 오장육부의 정신을 담는다

얼굴의 어원은 얼+골이다. 얼을 담고 있는 골짜기라는 의미이다.
사람의 얼굴은 오장육부의 정신을 담고 있기 때문이다.
언뜻 보기에 살기가 도는 얼굴이 있고,
누구나 봐도 정감어린 얼굴이 있고,
스쳐지나가도 그리워 보고 싶은 얼굴이 있고,
보기만 해도 고개를 돌리고 싶은 얼굴도 있다.
사람은 자신의 얼굴을 어떻게 만들어 가고 있을까?
사람은 자신의 얼굴에 어떤 정신을 담고 있을까?
한의사는 얼굴을 보고, 오장육부의 상태를 파악한다.
관상가는 얼굴을 보고, 길흉화복을 점친다.
얼굴의 형태와 색택으로 그 사람의 오장육부의 기운과 정신을 파악하는 것이다.
마음이 곱고 오장육부가 가지런한 사람의 얼굴은 아름답고, 아름다운 얼굴에는 그윽
한 향기가 피어오르기 마련이다.
아주 좋은 차처럼.

인체는 관리를 잘해야 오래 산다.
사람마다 기가 다르고, 생긴 것이 다르니까, 잘 갖춰진 것을 제대로 관리해야 병이 오
지 않고 오래 산다. 한의학적 관점(상학적인 관점에서도 마찬가지이지만)에서는 얼굴의
생김보다도 낯빛을 더 중요하게 여겼다.
요즈음 말로 꽃미남으로 생겼어도 낯빛이 어둡거나, 얼굴이 붉고 푸르고 검으며, 오색
이 나타나면 이미 건강과 부귀는 거리가 멀어지는 것이다.
 청색과 흑색은 아프다고 하는 통증을, 황색과 적색은 열증을, 백색은 한증을 나타내
는 것이다.
오장이 가슴 속 깊이 안정되어 있다면 정상적인 빛깔만 나타나고 병색은 나타나지 않
으며 얼굴의 정중앙(명당이라고 하며 코를 말한다)은 윤택하면서도 맑게 나타나게 마련
이다.

옛말에 안색을 혈색이라고 했듯이, 얼굴의 색과 윤기를 좌우하는 것은 혈액의 상태나 순환이라고 할 수 있다. 맞지 않은 음식을 먹어도, 화가 나고 속이 썩어도, 일에 찌들어도 우리의 혈색은 변한다.

자연성형에서는 이 모든 요인을 점검하여 한의학적 치료를 통하여 혈액을 맑게 해준다.

치료에는 침과 약물·배독요법·마음다스리기·호흡법 등이 다각도로 활용된다.

환자 분들에게 가벼운 비유로 스님들처럼만 지내면 항노화가 따로 없다고 말한다. 108배를 하고, 평소 1일 2식의 정갈한 식사, 차와 함께 마음을 다스리니, 얼굴이 맑고 좋은 게 아니겠냐고 말이다.

동의보감에 나오는 양생비법을 한 번 살펴보자.

건강한 젊음을 유지하는 법 - 동의보감 중 양생요결

1. 말을 적게 하는 것이 좋습니다. 말을 많이 하면 기가 빠집니다.
2. 색욕은 정기(精氣)를 손상시킵니다. 나를 만들어준 행위가 나를 해칠 수 있습니다.
3. 음식을 담백하게 먹어 혈기를 기릅니다. 소식, 다작, 저염식을 습관화하는 것이 좋습니다.
4. 침을 뱉는 것은 기를 뱉는 것입니다. 침을 삼켜 오장의 기를 기릅니다.
5. 사랑하는 마음으로 자비심을 기르시기 바랍니다. 화를 내면 간이 손상됩니다.
6. 맛있게 먹는 음식은 소화기를 튼튼하게 합니다. 먹는 걸로 스트레스를 풀지 마십시오.
7. 저녁 늦게 먹는 음식은 독입니다.

요즘처럼 환경적인 오염도 많고, 토양에 영양이 고갈되어가는 시기에는, 이외에도 건강에 도움이 되는 항산화제를 활용하는 것도 도움이 된다. 한방성형은 크게 2가지로 나눌 수 있는데, 매선이나 약물을 보입하는 시술과 침과 수기를 통한 시술로 나눌 수 있다.

이 중 필자가 '자연성형'이라고 부르는 전통적인 한의학적 진단과 치료를 바탕으로 하는 시술은 체질에 따른 진단과 자생적인 변화를 추구하는 시술이다.

팔자 주름의 경우, 약물이나 매선 등의 보입을 통해서 팔자 주름을 채워가는 시술이 아니라, 얼굴에 팔자 주름이 생기기 시작했다면, 언제부터 어떤 이유로 팔자 주름이 나타나기 시작했는지를 먼저 파악하게 된다. 그 이유는 체중증가 · 부종 · 화병 · 과로 · 노화로 인한 탄력저하 등으로 구분되어질 수 있으며, 원인에 따른 항노화적 개념의 치료가 진행되게 된다.

자연성형에서 얼굴을 바라보는 관점은 이러한 동양의학에 바탕을 두고 있다. 자연성형은 아픈 마음과 어그러진 오장육부를 다스려 자신이 타고난 가장 아름다운 얼굴을 찾아가는 항노화적 치료 개념의 시술이다. 말은 목이 굵고 다리가 얇듯이, 코끼리는 몸통이 굵고 다리가 듬직하듯이, 닭은 부리와 벼슬이 돋아 있듯이 사람 또한 타고태어난 꼴(形)에 맞춰서 살아야 한다.

동양에서는 사물을 바라보는 것을 관(觀)이라 하였다. 관이란 보이는 것만을 보는 것이 아니라 상하좌우전후(육합)를 통찰하는 눈을 말한다. 사물을 관하는 것의 기본은 음양으로 구분한다.

태양의 따뜻하고 솟아 오르는 기운은 양이며, 달의 어둡고 고요한 기운은 음이다.

파, 마늘, 부추, 고추 같이 끝이 뾰족하고 향이 짙은 채소가 양이라면, 배추, 시금치, 양배추, 무와 같이 잎이 둥글고 퍼지는 것들은 음이라 할 수 있다. 뼈가 없는 오징어나 문어, 껍데기가 있는 조개, 주둥이가 납작하고 다리가 짧은 돼지 등이 음적인 동물이라면, 부리가 뾰족하고 벼슬이 있는 닭, 목이 굵고 다리가 얇은데 뿔까지 난 소, 뿔이 가지처럼 뻗쳐 올라간 사슴 등은 양적인 동물이라고 할 수 있다. 이렇듯 세상의 천태만상의 사물은 음과 양으로 상대적인 구분이 가능하다.

사람이 음식을 섭취할 때 음인이라면 양적인 음식을 섭취하는 것이, 양인이라면 음적인 음식을 섭취하는 것이 음양의 기운을 맞추고 건강을 지키는 바른 길이라 할 수 있다. 이는 음식만이 아니라 섭생과 마음다스림, 사람과의 관계에서도 그 맥이 통하는 것이다. 이러한 삶의 방식이 건강을 지키고, 오래도록 아름답게 사는 방법이 될 수 있다.

사상의학이란 이러한 것들의 기본학문이다. 사상인은 오장육부의 크고 작음에 따라 성정과 겉으로 드러나는 꼴을 타고 난다. 사상의학이란 타고난 성정과 겉모양으로 사람의 체질을 4가지로 구분하는 학문이다.

외향적인 기운이 강한 사람은 태양인과 소양인으로, 내향적인 기운이 강한 사람은 태음인과 소음인으로 구분한다.

⚫ 태양인은 상체가 발달하고 하체가 허약하며, 폐의 기능이 왕성하고 간의 기능이 약한 체질이다.

얼굴에서는 이마(전두골)가 발달한다. 태양인은 발산하는 기운이 강하고, 항상 앞에서 나아가려는 성질이 강하며, 안으로 거두어 들이고 저장하는 기운이 약하고, 뒤로는 절대로 물러서려 하지 않는 성격이 있다. 좋은 면으로는 독창성·창의력·리더십으로 표현될 수 있지만, 이 성격이 나쁜 쪽으로 작용하면 독재·독선·외고집 등으로 나타난다.

⚫ 소양인은 비위의 기능이 왕성하고, 신장의 기능이 약한 체질이다.

가슴이 발달하고 하체가 약하게 태어난다. 얼굴에서는 눈 주위의 접형골이 발달한다. 평소 열이 많고 성격이 적극적이고 외향적이며, 자신의 의견이나 행동이 민첩하고 빠른 체질이다. 평소 일을 벌리기를 잘 하며, 임기응변에 강하고, 여러 가지 일들을 동시에 처리하는 능력이 있다. 하지만 끝맺음과 끈기가 부족할 수 있고, 밖으로만 눈을 돌리며 안을 살피고 뒤돌아 보는 자세는 부족할 수 있다.

⚫ 태음인은 간 기능이 왕성하고 폐 기능은 약하여, 체형 중 허리 부분이 발달한다.

얼굴에서는 광대뼈(관골)가 발달하는 체질이다. 태음인은 발산하려는 기운보다 저장하고 거두어 들이는 기운이 강해서 비만을 비롯해 혈액이 탁해서 생기는 병들이 많다. 이러한 성향으로 태음인은 공명정대한 성격이기도 하지만, 잘못하면 탐욕스러운 구두쇠가 되기도 한다. 태음인은 새로운 일을 시작하는 것을 두려워하고 간혹은 귀찮아하지만, 일단 일을 시작하면 끈기 있게 마무리 짓는 장점이 있다.

⚫ 소음인은 비위(소화기)의 기능이 약하고, 신장 기능이 강한 체질이다.

상체에 비해 둔부와 하체가 발달하고, 얼굴에서는 아래턱이 발달한다. 평소 양기가 부족하여 추위를 많이 타고, 소화가 안되는 사람이 많다. 소음인은 차분하고 섬세한 장점이 있어, 예술가나 전략가들이 많다. 하지만 지나치게 조심스럽거나 소극적인 생각을 갖다보면 불안해지는 경향이 있다. 적극적이고 긍정적인 생각을 갖도록 하는 것이 좋다.

> 체질에 맞는 섭생이야말로 항노화의 가장 기본이자 중요한 원리라고 할 수 있다. 이처럼 타고난 꼴과 자연에 더불어 살아가는 것이 건강하고 아름답게 살아가는 길이다. 하루에 한 번 "나는 너무 아름답다"라는 주문을 외어보라. 정말 아름다워질 것이다.

체질별 식이요법

한국의 한의학이라고 할 수 있는 사상의학에서는 사상의 원리를 통해 태양 · 소양 · 태음 · 소음인의 네 가지로 체질을 분류하였으며, 체질에 맞는 음식을 섭취할 것을 권장하였다. 체질음식이야말로 우리가 건강하고 아름다워지는 음식이라고 할 수 있다.

〈 태양인 〉
더운 식품보다는 차가운 식품이 좋다. 그리고 지방질이 적고 자극적이지 않은 담백한 맛의 음식이 적합하다.
특히 태양인은 간 기능이 약하므로, 지방질이 적은 해물류나 야채류가 좋다.

> 곡류 : 메밀, 냉면
> 해물 : 조개류, 소라, 멍게, 잉어, 붕어, 해삼
> 채소 : 순채나물, 솔잎
> 과일 : 포도, 머루, 다래, 감, 앵두, 모과, 송화, 파인애플

〈 태음인 〉
일반적으로 체구가 크고 위장 기능이 좋은 편이므로, 동물성이나 식물성 단백질과 칼로리가 높고 맛이 중후한 식품이 좋다.
또한 호흡기와 순환기 계통이 약하므로, 허약한 폐의 기능을 보호해 줄 수 있는 식품

이 좋다.

곡류 : 콩, 고구마, 율무, 수수, 땅콩, 들깨, 현미
육류 : 소고기, 우유
해물 : 명란, 우렁, 뱀장어, 대구, 미역, 다시마, 김
과일 : 밤, 잣, 호두, 은행, 배, 매실, 살구, 자두
채소 : 무, 도라지, 당근, 더덕, 고사리, 연근, 토란, 마, 버섯

〈 소양인 〉

소화기가 튼튼해서 음식을 잘 소화시키며, 소화기에 열이 많은 체질이기 때문에 한겨울에도 냉면 같은 찬 음식을 즐기고 냉수를 마셔도 탈이 나지 않는다.
싱싱하고 찬 음식이나 야채류, 해물류가 좋다.

곡류 : 보리, 팥, 녹두
육류 : 오리고기, 돼지고기
해물 : 생굴, 오징어, 낙지, 가물치, 자라, 거북이
과일 : 딸기, 두릅, 구기자, 결명자
채소 : 배추, 오이, 상추, 우엉, 호박, 가지, 당근

〈 소음인 〉

소화기관이 약하고 냉한 체질이므로, 소화하기 쉽고 따뜻한 성질의 식품이 좋다. 조리할 때에는 약간 자극성 있는 조미료를 사용해서 식욕을 북돋워 주는 것이 소화에 이롭다.

곡류 : 차조, 감자, 찹쌀
과일 : 사과, 귤, 토마토, 오렌지, 대추
육류 : 닭고기, 개고기, 꿩고기, 염소고기, 양고기, 벌꿀
해물 : 명태, 도미, 조기, 멸치, 민어, 미꾸라지
채소 : 파, 마늘, 생강, 고추, 겨자, 후추, 카레, 부추, 쑥

얼굴로 내 몸 상태 알아보기

한의학에는 관형찰색이라는 말이 있다. 겉으로 드러나는 형체와 색을 관찰함으로써 인체내부의 상태를 알아낸다는 의미이다.

얼굴은 우리 몸의 건강 상태를 가장 잘 알려주는 부위인데, 이마, 볼, 코, 눈 등 얼굴의 각 부위가 오장육부의 상태를 표현해주기 때문이다.

또한 얼굴색으로 몸의 상태를 알 수도 있다. 아래 사항을 읽어보고 거울을 보면서 자신의 몸 상태를 체크해보기 바란다.

1. 이마

이마에 주름이 많으면 폐의 기운이 약한 것으로 천식, 비염 등의 호흡기질환이 발생할 수 있다.

2. 미간(眉間)

눈썹 사이에 여드름이나 뾰루지가 많으면 스트레스를 많이 받아 화병이 생긴 것으로 볼 수 있다.

3. 귀

귀는 신장(腎臟)과 관련된 장부이다. 귀가 크면 신장 기능이 허(虛)해서 남자는 정력 감퇴, 조루 등 성 기능이 떨어지기 쉽고, 여자는 생리불순, 생리통 등이 나타나기 쉽다.

귀의 색깔은 맑고 윤택해야 하며, 귀에 때가 끼지 않아야 좋다.

4. 코

코는 비장(脾臟), 대장(大腸)의 상태를 보여준다. 코가 길면 대장이 길다고 보는데 그런 사람은 소화가 잘 안되고, 설사를 하기 쉽다. 코가 붉거나 크기가 특별히 큰 사람은 소화가 잘 안될 가능성이 크다.

또한 척추의 상태를 나타내기도 하는데, 코가 휘어 있으면 척추가 휘어있다는 뜻이다. 그런 분들 중에는 코뿐만 아니라 눈, 입 등 여러 부위가 비대칭인 분이 많다. 척추가 휘면 장기적으로 소화기, 생리통, 요통, 견비통 등 여러 가지 문제가 생길 수 있기 때문에 빨리 바로잡는 게 좋다.

5. 입술

입술이 자주 트고 쉽게 갈라지는 여성 분들의 경우, 자궁이 안 좋을 때가 많다. 즉, 생리가 불순하거나 생리통이 심한 경우, 그리고 손발이 찬 경우가 많다.

또한 자궁이 안 좋으면 위장도 안 좋기 때문에 소화가 잘 안되는 경우도 많다. 이럴 때 반신욕이나 뜸 등으로 아랫배(자궁)을 따뜻하게 해주는 것이 중요하다.

6. 턱

턱 역시 신장(腎臟)과 관련이 있어, 턱에 잡티가 있거나 색이 울긋불긋하면 신장에 병이 있는 것으로 본다. 특히 턱에 여드름이 많이 생기는 분들은 자궁을 비롯한 생식기 쪽이 약할 가능성이 크다. 그런 여드름은 피부만 치료해서는 근본적인 치료를 할 수 없다. 꼭 신장과 자궁을 같이 치료해야 한다.

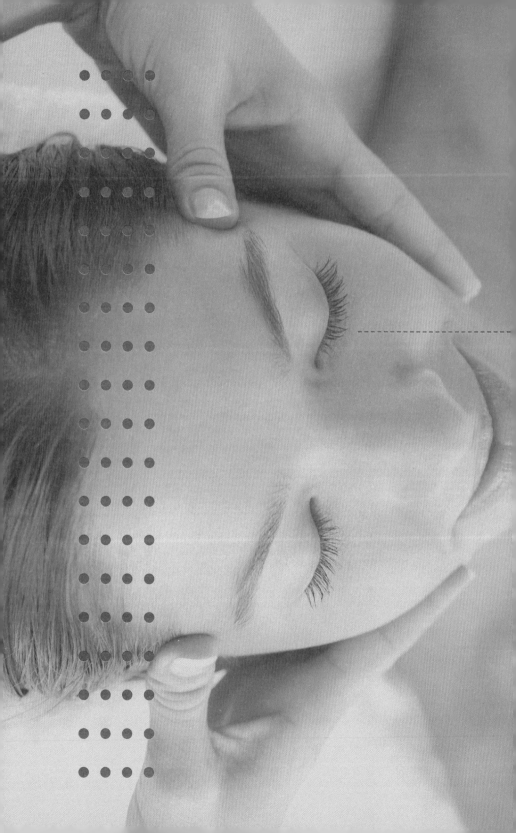

제1장

자연성형은 이렇게 태어났어요

1. 성형수술의 역사와 유래

"세상에 아름답지 않게 태어나는 생명체는 하나도 없다"는 말이 있다.
우리가 진정으로 가꾸고 다듬어야 하는 것이 무엇일까, 잠시 생각해 보자.

한방성형은 언제부터 만들어진 것일까?

한방성형의 탄생에 대해서 알아보기 위해서 먼저 성형의 역사와 유래에 대해 알아보자.

언제부터 성형수술이 행해졌는지 정확히 알 수는 없다. 하지만, 이미 기원전 800년경 고대 인도에서 잘린 코를 재건해 주었다는 기록이 남아 있고, 이러한 기술은 쿠마스(Koomas)라고 알려져 있는 도공들에 의해서 시행되었는데, 이러한 인도 의술은 동쪽으로는 중국에, 서쪽으로는 페르시아, 그리스, 로마로 전해지게 되었다.

그래서 중국 진시황 때는 언청이를 수술한 기록이 남아 있으며, 서력기원경에는 로마의 셀수스(Celsus)가 서구인으로서는 처음 성형외과 수술에 관한 기록을 남기기도 하였다.

15세기 르네상스 무렵에는 볼로냐의 타글리아코지 (Tagliacozzi)라는 의사가 팔의 두꺼운 피부판을 이용하여 코를 만들어주는 재건 수술을 하였는데, 이러한 행위에 대해 교회에서는 신의 뜻을 거역하는 대죄라며 강력히 반대하였다. 결국 그는 죽어서도 그의 무덤이 파헤쳐지는 수모를 당해야 했다.

18세기 인도에는 죄수, 부정한 여자, 전쟁포로들에게 형벌로 코를 잘라 버리는 풍습이 있었는데, 그 때문에 비록 사고로 인하여 코를 잃은 경우에도 똑같은 사회적 냉대를 받을 수밖에 없었다.

이러한 환자들의 코를 재건하는 방법으로 이마의 피부를 이용한 수술법이 1794년 런던의 '잰틀맨 매거진'이라는 잡지에 그림과 함께 게재되면서 전 유럽에 큰 파문이 일게 되었다.

이를 계기로 1914년 영국인 외과의사 '카페'가 인도법 조비술을 실용화하였고 이에 자극 받은 의학자들의 연구가 활발해지면서 성형외과 수술은 독일, 프랑스, 아메리카 대륙 등으로 빠르게 퍼져 나가게 되었다.

19세기 초 나폴레옹 전쟁으로 인해서 외과가 절실히 필요하게 되었고, 외과가 발달하기 시작하면서 성형외과적인 기술도 급속히 발달하게 되었다.

19세기 말과 20세기 초 미국의 남북전쟁을 비롯하여 두 차례의 세계대전을 치르면서 부상당한 병사들의 상처를 치료하는 과정에서 성형외과적인 치료방법과 기술이 더욱 발전하게 되었다.

이 시기부터를 근대적인 성형외과학이 시작되는 시점으로 보고 있다.

그 후 20세기 초에 이르러 현대 성형외과학의 발전이 시작되었고, 두 번에 걸친 세계대전을 통해 눈부신 발전을 거듭했다. 특히 제2차 세계대전 후 항생제가 발달하면서 성형외과 수술에 정교함을 더해 주었고, 그에 따라 여러 가지 수술 방법들이 새롭게 개발되어 더 높은 수준으로 발전할 수 있었다.

우리나라에서는 한국전쟁을 계기로 우리나라에 주둔한 미국 군의관들이 군에서 기능복원 차원의 재건 수술을 시행하였는데 사실상 이것이 우리나라 성형외과의 시작이라고 볼 수 있다.

한국전쟁 이후 성형외과에 대한 전문적 지식과 기술이 없는 일반 개원의와 돌팔이로 불리는 비의료인이 '미용 정형수술'이라고 하면서 마구잡이로 쌍꺼풀을 만들고, 코나 유방에 파라핀 등 이물주입을 하는 등의 부적절한 의료행위로, 마치 미용수술이 성형외과의 전부인 양 오해를 받게 되는 계기가 되었다.

1961년 6월 한국 의사로는 처음으로 미국에서 성형외과 전공의 과정을 마치고 온 유재덕 교수가 연세대학교의과대학에서 성형외과 전문진료와 교육을 시작하였다.

1966년 5월 14일에는 성형외과에 관심을 가진 외과, 정형외과, 이비인후과, 안과 등의 전문의 30여 명이 모여서 대학 성형외과학회가 창립되었다.

1973년 보건사회부는 성형외과를 전문 진료과목으로 인정·공포하고, 1975년부터 성형외과 전문의 자격고시를 시행함으로써, 이때부터 정식 전공의 과정을 거친 성형외과 전문의들이 배출되게 되었다.

다시 말해 성형외과의 역사는 인류의 역사와 호흡을 같이하고 있다 해도 과언이 아니다. 하지만 성형외과의 역사는 그리 순탄치 만은 않았다. 무지에서 오는 편견과 박해를 이겨내야 했던 것이다.

특히 종교계에서는 인간의 신체는 신이 만든 것이라 하여 신체에 메스를 가해 형태를 고치는 것을 신에 대한 모독 행위로 간주하여 그런 종교가 지배하던 시대의 성형외과 의사들은 악마의 전달자로 박해를 받기도 했었다.

그렇지만 언청이와 같은 기형으로 태어나거나 형벌, 매독 등으로 인해 코나 귀를 잃은 사람들이 정상적인 얼굴 형태를 되찾고 싶어하는 간절한 바람은 이와 같은 박해에도 불구하고 성형외과가 진보하는 길을 열어주는 원동력이 되었다.

특히 미용성형은 20세기에 들어서면서 항생제 개발과 성형수술 방법의 발전이 거듭되면서 본격적인 단계에 이르게 된다.

유방 성형술이 근대적인 방법으로 이뤄진 것은 지금으로부터 약 90여 년 전, 독일인 게일즈니가 파라핀을 주사해 여성의 유방 확대 수술을 성공하면서부터이다.

지방 흡입술의 역사는 불과 40여 년 정도에 지나지 않는다. 개발 초기에는 여러 부작용으로 크게 눈길을 끌지 못하다가 1977년 프랑스의 주목을 끌기 시작했다.

20세기 후반에 눈부신 발전을 거듭한 성형의술은 자연미가

최대의 과제로 부각되면서 현재 수술 부위와 흉터를 최소화하는 미세 수술방법을 비롯해 레이저의 도입, 그밖에 인공 삽입 물질의 개발 등으로 발전을 거듭하고 있다.

미용성형수술의 대상도 최근 들어 신체 전반으로 확대되고 있다.

예전에는 눈이나 코, 유방 등 특정한 부위에 국한되었지만 얼굴 윤곽을 고친다든가 비만치료의 하나로 허벅지나 종아리의 지방을 제거하고 머리카락을 이식하는 등 그 대상이 다양화되어 가고 있다.

따라서 오늘날 성형수술은 단순히 신체의 모양을 바로잡아주는 수술이라는 학문적 정의 외에 외모 콤플렉스를 극복하고 생활에 자신감을 불어넣는 미용성형으로까지 그 영역이 넓어지고 있다.

자연성형은 이러한 흐름 속에서 2000년 초에 나타나는데 절개나 봉합, 보형물이나 약물의 보입없이 시술되어지는 성형기법을 찾으려는 노력의 결과이다.

자연성형은 다양한 기법들이 있다. 다양한 수기요법, 괄사요법, 마사지 등의 관리법 외에도 최근에는 최면을 통한 성형시술까지 발달하고 있다.

이러한 자연성형적 추세는 한의학적인 침술과 수기법으로 한층 개발되어 현재는 한방성형이라는 진료분야가 만들어지게 되었다.

최근에는 자연스러운 시술과 안정성에 대한 관심이 증폭되면서 한방성형에 대한 인식이 높아지고 있다.

한의학문화권에서 특히 우리나라의 자연성형이 가장 발달

하고 있다.

좀 더 많은 연구과 노력으로 대한민국 자연성형이 세계 시장에서 큰 바람을 불러 오기를 기대해 본다.

2. 한방성형이란

한의학에서 '얼굴은 오장육부의 반영'이라고 한다.
또 '얼굴은 오장육부의 꽃이 피는 곳'이라고 한다.

뿌리가 맑고 깨끗해야 아름다운 꽃이 피어나듯이
한방성형은 '내게 없는 것을 만들어내는 작업'이 아니라,
'내가 가지고 태어난 가장 아름다운 모습을 찾아주는 작업'이다.

성형의 역사적 흐름과 사회적인 욕구 등에 의해서 자연성형이라는 분야가 탄생하게 되고, 자연성형의 한 분야에 한의학적인 원리와 침술로서 한방성형침술이 자리를 잡게 된다는 것을 알게 되었을 것이다.

지금까지 의료에 있어서 성형 분야는 거의 양의사의 독점 분야였다. 하지만 보톡스를 비롯한 약물이나 보형물의 주입에 따른 양방성형에 대한 부작용이 잇따라 발표되고 사회문제화 되면서 안전하고 효과적인 시술방법에 대한 사람들의 욕구가 증가하게 되었다.

그런 가운데, 외과적인 수술도 없고 보형물 주입이나 기타

보조기구 없이 오직 침만으로 건강과 미용에 대한 의료소비자의 욕구를 만족해줄 수 있는 '안면성형침' 시술이 나타나게 되고, 일반인들의 관심이 점차적으로 높아지고 있는 상태이다.

안면성형침은 국소적으로는 안면 피부 속 표정근 주위에 혈자리들을 침으로 풀어주고 경혈을 자극함과 동시에 오장육부의 균형을 맞추는 침치료를 병행하여 얼굴의 균형을 맞추고, 얼굴의 해당 근육을 수축시키거나 이완시킴으로써, 얼굴 크기를 축소시키며 주름을 없앨 뿐 아니라 자연스런 얼굴 윤곽을 살려주는 한방침술요법이다.

또한 신진대사를 촉진하고 원활한 영양공급과 함께 안면과 두면부의 림프배액을 활성화 시키고 콜라겐 재생을 촉진하므로, 피부 주름은 물론 안색을 윤택하게 하고 부드럽고 편안한 인상을 얻을 수 있도록 해준다.

필요에 따라서는 환자의 증상을 개선할 수 있는 약물치료를 병행하여 효과를 극대화하는 방법을 사용하기도 한다.

무엇보다 환자 개개인의 피부, 근육노화 정도와 얼굴의 특징을 파악한 맞춤형 치료이기 때문에 환자의 취향에 맞는 세심한 시술이 가능하다는 특징이 있으며, 시술이 안전하고 부작용이 없다는 장점이 있다.

또한, 안면성형침은 단순히 미용적인 시술뿐 아니라 안면마비의 후유증, 만성두통, 좌우비대칭, 안검하수 등의 증상 치유에도 응용될 수 있는 치료법의 하나로 발달하고 있다.

한방성형은 단순한 겉모습을 바꾸는 것이 아니라 환자의 '건강한 아름다움'을 찾아가는 시술이며, '건강한 아름다움'이란 획일화되고 유행되는 아름다움이 아니라 내면의 건강함에서부터 우러나오는 참다운 아름다움이다.

 한방성형이란

> 한방성형은 건강한 아름다움을 추구한다. 인위적인 보형물이나 약
> 물의 주입 없이, 자연스럽고 건강한 아름다움을 찾아주는 것이라
> 할 수 있다.
> 젊고 건강했을 때는 없었던 주름이나 눈 밑 지방, 다크써클이 나이
> 와 피로, 스트레스, 질병으로 인해 균형이 깨지고, 일그러져 변화된
> 모습을 건강할 때의 모습으로 되찾아주는 것이다.

3. 건강한 아름다움이란

> 평범한 향기는 바람을 따라 흐르지만, 덕(德)의 향기는 바람을 부
> 른다는 말이 있다.

많은 사람들이 아름답기를 바란다. 진정한 아름다움이란 무
엇일까? 서정범 교수는 '참다운 아름다움'에 대한 정의는 '보
편적이면서도 개성이 있는 아름다움'이라고 정의하였다.

'아름답다'의 '아름'은 '아름안다'의 '아름'과 어원이 같다
고 한다. 가득 품어 안는 형상을 나타낸다. '답다'는 '~답다'
의 의미로 '나답다' '너답다'로 개체의 특성을 가지고 있다
는 의미이다.

'아름다움'이란 '나' 다우면서도 '남'을 품어 안을 수 있을

때, 그것이 아름다움이다. 요즘은 아름다움조차 획일화되어 가고 있지 않나 하는 생각이 든다.

사람들의 얼굴이 비슷해져 가고 있다. 성형이 유행을 타고 있기 때문이다.

참다운 향기는 바람을 부르듯이 내면에서부터 피어오르는 향기를 지닌 진정한 아름다움은 마법과도 같은 힘이 있다.

그것이 바로 '매력'이다. 매력(魅力), 한자를 풀어보면 도깨비 매(魅)자에 힘 력(力)으로 도깨비에 홀린 듯한 힘이라는 뜻이다. 뜻 그대로 나도 모르게, 그냥 끌리는 힘, 마술과도 같은 힘이다.

건강하다' 의 사전적 의미는
[1. 몸이 아무 탈 없이 정상적이고 튼튼하다]
[2 의식이나 사상이 바르고 건실하다] 는 뜻이다.

건강한 아름다움이란 몸과 마음이 바르고 튼튼하여 일상적인 사회생활을 건전하게 유지해 나갈 수 있는, 나와 남을 이해하고 포용할 수 있는 그런 것이 아닐까 생각한다.

Tip 한방성형침의 시술효과

* 안면부의 혈액순환과 림프순환이 좋아져서 피부톤이 밝아지고, 혈색이 좋아진다.
* 이목구비의 윤곽이 선명해지고 매력적이 된다.
* 처진 눈썹과 눈꺼풀이 올라간다.
* 탄력저하로 인한 눈밑의 볼록한 부분이 사라진다.
* 아래턱 선이 탄탄해지고 목살에 탄력이 붙는다.
* 피부의 탄력이 좋아지면서 팔자 주름이나 입가의 주름이 열어진다.
* 입꼬리가 위로 올라간다.
* 턱끝이 탄력을 갖고 이중턱이 줄어든다.
* 전체적인 피부의 탄력이 좋아져서 안면의 윤곽이 축소된다.
* 혈액순환이 촉진되고 피부와 얼굴 근육에 전해지는 산소가 많아져서 피부 색깔, 조직, 근육 상태가 좋아진다.

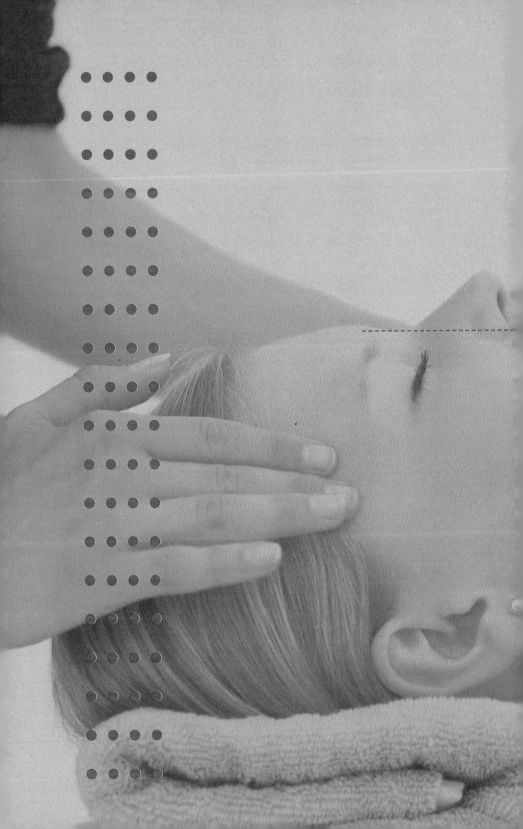

제2장

침으로 어떻게 얼굴이 작아져요?

－ 한방성형 4단계 시술원리

인체는 조그만 우주와도 같아서, 우주의 변화원리를 따라 움직인다. 해가 뜨고, 달이 지듯이 우리 몸도 음양의 기운이 늘 돌아가고 있는 것이다. 그래도 우주의 중심은 내 마음에 있다.

보형물이나 약물의 주입이 없는 시술이다보니, "어떻게 침으로만 얼굴이 작아져요?" 라고 궁금해하기도 하고, 신기해하기도 한다.

성형침시술은 단순히 얼굴에만 침을 놓아서 변화를 가져오는 것은 아니다. 얼굴에만 시술하는 경우도 많지만, 체형교정이나 오장육부의 불균형을 바로 잡아야 하는 경우도 있다.

간단하게 알아보자.

침의 자극에는 근육을 수축시키거나 이완시키는 작용이 있다. 이것을 한의학에서는 보사(補瀉)라고 한다.

예를 들어, 허리가 굳어서 못 펴는 사람이 침을 맞고 허리를 펴는 것은 근육이 이완된 것이다.

손에 힘이 없던 사람이 침을 맞고 주먹에 힘을 주는 것은 근력을 강화시켜 수축시키는 것이다.

침의 이 두 가지 효능을 활용하여 얼굴의 근육이나 이에 해당하는 혈자리에 침을 놓아, 탄력이 떨어진 곳은 수축시켜 리프팅을 시키거나 탄력을 주게 되고, 잔뜩 찡그려져 주름이 잡힌 곳은 부드럽게 이완시켜 주름을 펴는 것이다.

이제 성형침의 시술원리를 단계별로 하나씩 알아보도록 하자.

1단계 : 얼굴의 근육에 침을 놓아 시술하는 경우

얼굴에 침을 맞는다고 하면 "너무 아프지 않아요?" 하고 물어보는 분이 있다.

성형침은 일반적인 치료침에 비하면 가늘고 얇게 코팅이 되어 있어서 자극이 아주 적다.

시술 전에 얼굴의 근육을 가볍게 이완시키고 나서 침을 놓기 때문에 침자극이 부드러워진다.

앞서 이야기한 것처럼, 침은 기운을 모으거나 흩어버리거나 하는 작용으로 우리 몸의 기의 순행을 조절함으로써 생리적인 변화를 가져오는 것이다.

이 방법을 이용해서 안면부 근육을 자극하여 근육을 수축

참고자료
- 대한침구학회지 제 25권 제 3호(2008년 6월)
- 경희대학교 한의과대학 침구학교실. 효전한의원

시키거나 이완시킴으로써 얼굴의 외형을 변화시키는 것이다.

이러한 변화 이외에도 안면부 근육 및 경혈에 침을 놓아서 머리와 목부위 정체를 풀고, 기(氣), 혈(血), 진액(津液 - 인체를 흐르는 정상적인 체액)의 소통을 원활하게 하며, 얼굴의 근육과 골격의 불균형 상태를 조절하여 바로잡는 것을 목적으로 한다. 시술자는 얼굴 근육의 모양이나 두께, 작용 등을 염두에 두고, 해당 근육을 선택해서 침시술을 하게 된다.

1단계의 시술만으로도 얼굴축소, 안면리프팅 탄력, 사각턱, 간단한 주름 등은 탁월한 효과를 경험할 수 있다.

1) 주름 부위별 근육

① 이마 주름 - 전두근

② 미간 주름 - 전두근, 비근근, 추미근, 안륜근 내측부위

③ 까치발 주름 - 안륜근, 측두근

④ 콧등 주름 - 비근근, 비근

⑤ 팔자 주름 - 교근, 대관골근, 소관골근, 상순거근, 구륜근

⑥ 윗입술 주름 - 구륜근

⑦ 목주름 - 광경근

⑧ 잇몸 웃음 교정 - 상순거근, 상순비익거근, 소관골근

2) 표정근과 관련된 표정들

근육	표정
두개표근	놀람
안륜근	눈을 감음
추미근	찌뿌림
구륜근	입술을 다뭄, 삐죽임, 찌뿌림
협근	씹기
소근	입술을 당김, 미소
상순거근	상순을 올림
상순비익거근	상순을 올림, 비웃을 때 비공을 넓힘
대관골근	미소
소관골근	상순을 올림, 미소를 도움
구각거근	미소
구각하체근	찌뿌림
하순하체근	하순을 끌어내림
이근	턱을 올림, 하순을 내밈
광경근	목의 피부를 올림, 찌뿌림

2단계 : 체형교정 안면정형술의 경우
- 체형을 교정하여 얼굴을 바로 잡는 경우

한방성형과 양방성형의 시술방법에는 중요한 차이점이 한 가지 있다.

그것은 양방의 성형은 절개, 절제, 보형물의 삽입이나 약물 주입 등의 방법이 주라면, 한방성형은 몸이 이루고 있는 기본 골격과 근육들의 균형을 잡아줌으로써 얼굴을 균형잡고, 반듯한 형태로 교정하는 시술방법을 원칙으로 한다는 것이다.

또한 각각의 사람들의 내부 장기의 균형을 침과 호흡을 이용하여 맞춰가면서 자연스러운 생체조절 기능을 활성화하여 얼굴을 성형한다. 이런 시술 원리때문에 한방성형의 시술 후에 전체적으로 몸의 상태가 좋아진다는 이야기들을 하게 되는 것이다.

사과상자를 한 번 떠올려 보자.

상자가 반듯하면 사과도 제자리를 잘 잡고 있을 텐데, 사과상자가 찌그러지고 터지면 안에 있는 사과도 상하기가 쉽다.

우리 몸이 사과상자라면, 안에 들어있는 오장육부는 사과에 해당한다. 오장육부가 반듯하게 자리를 잘 잡고 있으려면, 척추를 비롯한 골격이 제대로 서 있어야 한다. 그래야 오장육부의 아름다운 꽃이 얼굴로 피어나는 것이다. 실제 내과질환을 많이 앓고 있는 사람일수록 체형과 얼굴의 불균형이 많다. 또한, 얼굴과 체형의 불균형이 심하다면 속이 편치 않음을 미루어 알 수도 있다.

얼굴이 반듯하기 위해서는 체형, 골격이 반듯해야 한다. 안면비대칭의 경우 체형교정술을 통해 좌우대칭과 안면골의 균형을 조절하는 시술은 필수적인 시술이다.

체형교정을 통한 안면비대칭 시술사례

🌸 [한방성형/안면윤곽교정/안면비대칭]

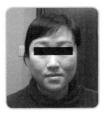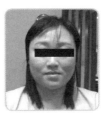

체형교정 안면정형술을 통한 안면비대칭 시술사례이다. 골반과 척추를 반듯이 하는 시술을 반복적으로 시행하면서 안면근육에 성형침 시술을 통해 좌우균형을 잡았다.

위의 시술사례는 1회 시술전후의 비교사례로 짧은 시술횟수로도 변화가 확인되어진다. 좌측으로 치우쳐 있던 입모양과 주름이 한결 편안하고 반듯해진 것을 볼 수 있을 것이다.

🌸 [한방성형/안면윤곽교정/구안와사후유증]

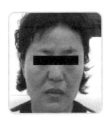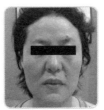

어려서 구안와사를 앓고, 후유증이 남아 찡그린 듯한 인상이 늘 불편하였다고 한다. 구안와사의 후유증은 치료의 예후가 그리 좋지 못하다. 하지만, 체형교정 안면정형술과 성형침을 통해 부드러운 인상을 되찾아 준 사례이다.

✺ [한방성형/안면윤곽교정/안면신경마비]

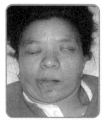 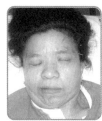

구안와사, 즉 안면신경마비 환자이다. 발병한 지 3일되는 급성환자로 안면성형침 시술 후에 눈과 입의 편안해진 모습을 확인할 수 있다.

한방자연성형침은 미용적인 분야 이외에도 이처럼 구안와사와 같은 치료에도 탁월한 효과를 나타낸다.

3단계 : 경락에 침시술을 하는 경우

경락이란 강물처럼 흐르는 기의 통로이다.

우리 몸의 겉과 속, 구석구석을 연결해주고 있다. 이 경락이라는 것을 통해 우리 인체의 각 부분은 서로 연결되어 있다.

예를 들면, 음식을 먹고 체하면 '엄지손가락끝'을 따면 소화가 되어 쑤~욱하고 내려가는 것을 느낄 것이다. 엄지손가락 끝에는 '소상(少商)'이라는 혈자리가 있는데, 이 경락이 위와 연결되어져 있기 때문에 체할 때 따고 나서 등을 두드리면 체기가 내려가는 것이다.

예로부터 의서에는 이런 말이 이어져 내려오고 있다. "서툰 의사는 12경락을 쉽게 여기지만, 훌륭한 의사는 항시 12경락을 공부의 시작과 끝으로 삼는다" 그만큼 한의학에서는 '경락이론'이 매우 중요하다.

성형침술의 3단계에서는 경락과 경락이 지배하는 근육인 경근을 통한 시술방법을 한다. 3단계 시술부터는 미용적인 부분과 함께 신체의 부조화로 인해 나타나는 불건강한 요소를 같이 다스리는 단계라고 생각하면 된다.

한방성형의 원리적인 이해를 위해서 12경락과 경근에 대한 흐름과 적응증을 성형침시술 포인트와 함께 피부미용에 적용하는 부분을 간략히 살펴보자.

1. 수태음폐경(手太陰肺經)

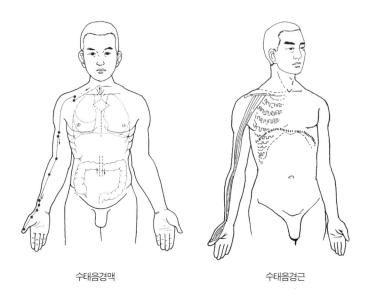

수태음경맥   수태음경근

🌸 순행노선

수태음폐경은 복부에서 시작한다.

아래로는 대장에 연결되고, 위로는 위와 횡격막을 지나 폐를 거쳐, 기관과 인후부를 지나 쇄골을 따라가다가 액와에 이르게 된다. 그리고 상지의 앞쪽을 따라 엄지손가락 끝에 이어진다.

✴ 주요 증후

백반증, 주사비, 탈모, 비듬, 구부정한 자세, 흉곽발달장애, 여성유방 발육부진 - 호흡기질환, 배뇨장애, 상지통증, 알레르기질환

2. 수양명대장경(手陽明大腸經)

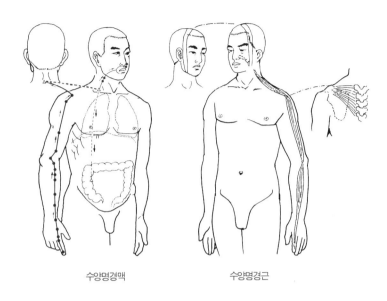

수양명경맥　　　　　　　수양명경근

✿ 순행노선

수양명대장경은 검지손가락 끝에서 시작되어 어깨를 지나서 볼을 지나 인중혈에 이어진다. 또 한 가지는 쇄골에서 대장으로 연결된다. 12경맥 중 유일하게 좌우가 교차되는 경락이면서 위경과 함께 안면부의 분포가 넓은 경락이다.

✪ 주요 증후

구안와사, 두드러기, 아토피, 습진 - 안과질환, 이비인후과질환, 백색은진, 부스럼, 견관절통증, 상지통증, 치통

3. 족양명위경(足陽明胃經)

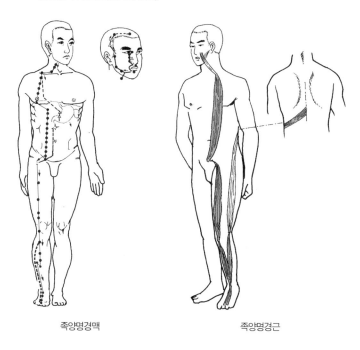

족양명경맥   족양명경근

✿ 순행노선

족양명위경은 코근에서 시작되어 얼굴에 두 가지의 분지를
만들어 입술주변과 뺨을 지나 머리에까지 분포하고, 그 아래
로는 목의 앞쪽을 타고 쇄골와를 내려와 가슴과 배를 지나
다리의 바깥쪽을 지나서 두 번째 발가락 끝에 이르게 된다.

✪ 주요 증후

눈 밑 지방, 구안와사, 안구충혈, 입이 트고 갈라진다 - 소화
기질환, 정신과질환, 유방창통, 관절염, 염증성질환, 궤양

4. 족태음비경(足太陰脾經)

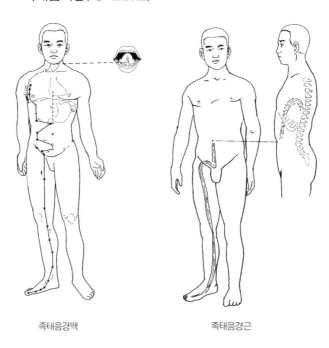

족태음경맥　　　　　족태음경근

✿ 순행노선

　족태음비경은 엄지발가락의 안쪽 끝에서 시작하여 발등을 타고, 허벅지 안쪽을 올라가 고관절앞쪽을 따라 계속 위로 올라가서 복부로 진입하여 비장에 이른다.

　위장에 닿고나면 횡격막을 지나 흉부로 진입한 뒤 다시 인후부로 상행하여 혀뿌리에 도달하게 된다.

✦ 주요 증후

　안면부종, 여드름, 윗눈꺼풀이 부은 경우, 주사비, 여드름, 입술이 헐고 붉은 경우 - 소화기질환, 면역계질환, 피로, 얼굴색이 노란 경우, 티눈

5. 수소음심경(手少陰心經)

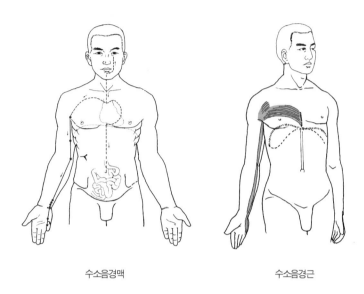

수소음경맥   수소음경근

✺ 순행노선

수소음심경은 심장의 가운데에서 시작되어 심장에 속하고, 아래로는 횡격막을 지나 소장과 연결된다.

한 가지는 식도를 따라 상행하여 인후부를 거쳐 눈에 연접한다. 다른 한 가지는 폐를 지나 액와에 이르며 상지의 뒤쪽을 따라가다가 다섯 번째 손가락으로 내려간다.

✺ 주요 증후

구안와사, 안면홍조, 피부에 광택이 없는 경우 - 심장질환, 흉통, 구갈, 인건(咽乾 : 목이 마른 것), 상지내측통증

6. 수태양소장경(手太陽小腸經)

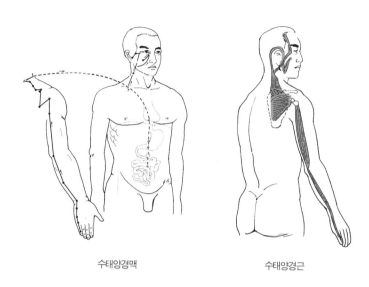

수태양경맥   수태양경근

❀ 순행노선

수태양소장경은 다섯 번째 손가락의 바깥에서 시작하여 팔
의 외측을 타고 올라가 어깨의 후면부를 지나, 한 가지는 아
래로 향하여 흉부에 진입한 후 심장과 연결되고, 다시 식도를
따라 횡격막과 위를 지나 소장에 속하게 된다.

다른 한 가지는 위로 향하여 목을 따라가다가 아래턱을 지
나 얼굴측면의 관골부위와 눈초리에 이르게 된다.

✦ 주요 증후

피부탄력, 각종 피부과질환 - 물사마귀, 각종 화농성 발진형
피부병, 건선, 대상포진, 수두, 화상, 청력감퇴, 항부, 견부, 상지
부통증

7. 족태양방광경(足太陽膀胱經)

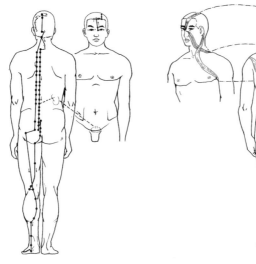

족태양경맥   족태양방광경근

✿ 순행노선

눈의 안쪽에서 시작해서 머리를 타고 내려가 목과 등줄기를 따라 엉덩이와 다리로 내려간다.

목부위에서 두 개의 가지로 내려가는데, 이중 바깥의 가지가 허리부근에서 신장에 연락하여 방광에 이어지게 된다. 이 두 개의 가지는 오금부위에서 만나 다섯 번째 발가락 외측에 이른다.

✪ 주요 증후

안검하수, 척추측만증 – 항강통, 요통, 코피, 이명, 전신부종

8. 족소음신경(足少陰腎經)

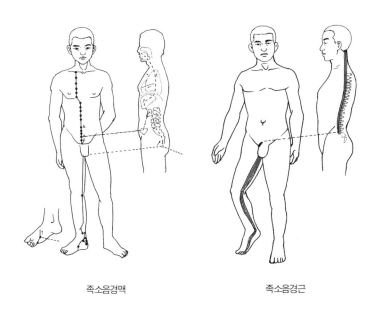

족소음경맥   족소음경근

✿ 순행노선

족소음신경은 발바닥을 비스듬히 타면서 허벅지 안쪽을 타고 올라가 상행하여 복부에 진입하여 신장에 속하고, 아울러 방광에 연결된다.

그리고 다시 상행하여 간과 횡격막을 지나 폐 가운데에 진입한다. 폐에서 한 가지는 심장에 이르고 흉중에 분포하게 되고, 다른 한 가지는 목구멍을 따라 혀뿌리의 양쪽에 이르게 된다.

✪ 주요 증후

탁한 눈, 건조한 피부 - 호흡기질환, 심계, 흉통, 식욕부진, 요통, 하지무력

9. 수궐음심포경(手厥陰心包經)

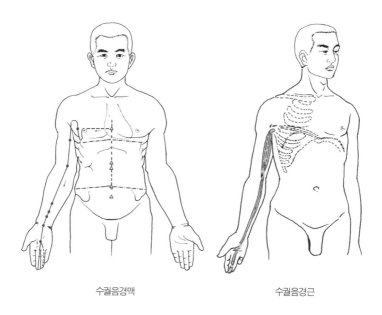

수궐음경맥   수궐음경근

✿ 순행노선

수궐음심포경은 흉중에서 시작하여 심포에 속한 후에 횡격
막을 지나 차례대로 상·중·하초와 연결된다.

다른 분지는 흉중으로부터 시작하여 유두 외측에 흉부를
지나 액와에 이르고, 다시 상지의 내측 가운데를 따라 손바닥
을 지나 가운데 손가락 끝에 이른다.

✪ 주요 증후

다크써클, 눈 밑 지방, 안면홍조 - 심계, 심번, 흉민, 흉통, 정
신질환, 액와, 상지통증

10. 수소양삼초경(手少陽三焦經)

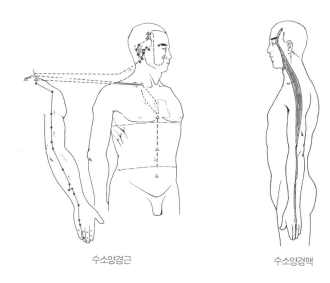

수소양경근   수소양경맥

🌸 순행노선

수소양삼초경은 네 번째 손가락 외측에서 시작하여 팔의
외측을 타고 올라가 견관절의 후면에 이른다. 그리고 다시 꺾
어져 앞으로 향하다가 쇄골와로 진입하여 흉강으로 들어 가
서 전흉부에 분포하게 된다. 그리고 두 가지로 나뉘어서, 한
가지는 가슴 가운데에서부터 심포에 연락하고 횡격막을 지나
며 차례대로 상·중·하초에 속하게 된다. 다른 한 가지는 가
슴가운데로부터 상행하여 쇄골와를 지나서 목으로 올라간 후
에 귀의 앞쪽을 지나 눈언저리에 이른다.

⚙️ 주요 증후

코사면이 틀어지거나 굴곡진 경우, 안면부종 – 이롱, 인후종
통, 다한, 협부, 인후통증, 견부통증, 상지통증

11. 족소양담경(足少陽膽經)

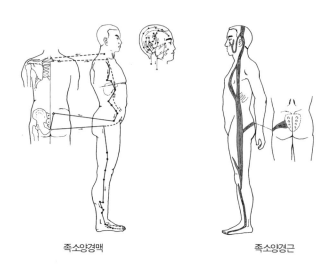

족소양경맥   족소양경근

✿ 순행노선

족소양담경은 눈초리에서 시작하여 측두부와 귀 주위를 둥글게 싸면서 분포하고 귓속으로 들어간 후 목의 측면에서 견부를 지나 쇄골로 진입한다. 쇄골에서 두 가지로 나뉘어져서 한 가지는 흉부와 횡격막을 지나 간장에 연락하며 담에 속하게 된다. 그리고 서혜부를 지나 흉복의 측면에 분포하게 된다. 두 가지는 고관절에서 만난 다음 하지의 바깥쪽 중앙선을 따라 하행하여 외과(바깥 복숭아뼈) 앞쪽을 지나 발등을 따라 네 번째 발가락의 외측에 이른다.

❂ 주요 증후

눈 밑 지방, 악관절장애, 안면축소 – 한열왕래, 입이 쓰다, 한숨을 쉰다, 편두통, 하지의 외측 통증, 안통

12. 족궐음간경(足厥陰肝經)

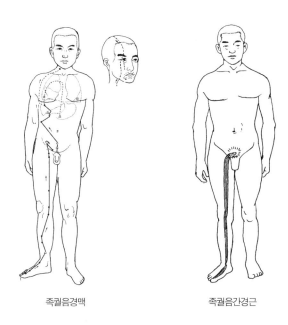

족궐음경맥   족궐음간경근

🏵 순행노선

족궐음간경은 엄지발가락의 내측에서 시작하여 하지의 내측을 타고 올라가 허벅지의 내측에서 외부 생식기를 돌아서 복부로 진입하고 소복을 지나 위의 양쪽을 거쳐서 간장에 속하고 담에 연락하여 횡격막을 지나 옆구리에 분포된다. 아울러 폐에 들어가게 되고 다시 상행하여 눈에 이르게 된다.

✪ 주요 증후

다크써클, 피부미백, 얼굴축소, 안면부종 - 협창통, 오심, 구토, 인건, 복통, 설사, 유뇨, 유정, 요통

4단계 : 오장육부를 조절하여야 하는 경우

　얼굴의 어원은 '얼(정신)'이 담겨있는 '골(골짜기)'이라는 뜻이다.

　얼굴을 보고 관상가들은 사람의 길흉화복을 점치고, 한의사는 오장육부의 상태를 파악한다.

　이것을 '관형찰색(觀形察色 - 겉모습을 보고, 색택을 살핀다)'이라고 한다. 겉으로 드러나는 형태와 색택을 관찰하여 오장육부에서 움직이는 기혈의 상태를 알아내는 것이다.

　얼굴은 오장육부의 꽃이 피어오르는 곳이다.

　환하고 반듯한 얼굴을 보면, "아~ 저 분은 오장육부의 기혈순환이 좋구나"라고 판단할 수 있다.

　반대로, 얼굴이 어둡거나 틀어졌다면, 이를 미루어 오장육부 어느 곳에 문제가 생겼는지 알아낼 수 있다.

　이제 오장육부의 상태가 겉으로 어떻게 드러나는지 재미있는 한의학 이야기를 알아보자.

1. 오장의 상태를 겉에서 알아보는 법

1) 간장

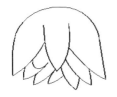

　간장의 형상을 보면, 초목이 싹뜨는 모양과 같다.

　간은 주로 장수의 역할을 하여 밖을 살피는 역할을 하는데, 눈의 크고 작음을 보고 간장의 대소를 알 수 있다. 가슴과 등이 서로 균형이 잡힌 자는 간이 단정하다. 간이 바르게 있으면 조화로워 잘 상하지 않는다. 화를 내거나 넘어지거나 다쳐 어혈(정상적인 순환이 되지 못하고 정체되어진 혈액)이 생기면 간이 상하게 된다.

간기가 허하면 두려움이 많고, 눈이 침침하거나 귀가 잘 들리지 않는다. 누가 잡으러 오는 듯이 잘 놀라는 경우가 많다.

어깨 뭉침, 안피로, 근피로 등의 증세는 간장이 혈액을 잘 소통시키지 못하기 때문에 나타나는 증세들이다.

2) 심장

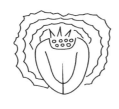

동의보감에 있는 심장도를 보면, 심장의 형상을 피지 않은 연꽃과 같다고 표현했다.

심장은 '군주에 해당하는 장부' 라서 심포라는 막으로 쌓여져 보호 받고 있다.

우리가 '심뽀가 좋네. 나쁘네' 하는 것이 바로 그 심포를 뜻한다. 심기가 튼튼한 사람은 잘 웃는다. 심기가 약하거나 상하면 두려움이 많아지고 불안해지고 꿈을 많이 꾸기도 한다.

심장 상태는 가슴뼈와 가슴뼈에 달려있는 검상돌기라는 것의 길이로 알 수 있다.

검상돌기가 없으면 가슴이 답답하고 잘 잊어버린다. 검상돌기가 쭉 내려와서 들리지 않는 자는 심기가 단정한 사람이다.

심기가 단정하면 조화로워 잘 상하지 않게 된다. 평소 얼굴이 붉고, 입이 건조하고 잘 마르며, 눈가의 잔주름이 많다면 심장을 잘 살펴야 한다.

3) 비장

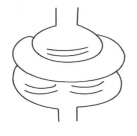

아이들이 밥을 잘 안먹는다고 올 때 입이 큰 애는 원래 잘 먹는 아이인데 체했거나, 너무 먹어서 소화기에 장애가 생긴 경우가 많고, 입이 작은 아이들은 원래 잘 안 먹는 것으로 봐야 한다.

비장은 입술과 입을 보고 그 상태를 알 수 있다. 입술이 든든하면 비장이 든든하고, 입술은 큰데 든든하지 않으면 비장이 약하다. 입술이 단정하면 비장도 단정하고, 입술이 치우쳐 들리면 비장이 한쪽으로 기울어져 있는 것이다. 비장이 나쁘거나 병이 들었을 때 겉으로 나타나는 변화는 얼굴이 누렇고 트림을 자주 하며 생각이 많고 맛에 민감해진다.

좁쌀 여드름, 술을 먹지 않는데도 코가 붉은 여성, 안면부종, 안피로 등은 비장이 좋지 않아서 나타나는 경우가 많다.

4) 폐장

동의보감에서 '폐는 오장육부의 덮개다' 라고 했다.

어깨가 발달하고 등이 두터운 사람들은 폐가 튼튼하고, 어깨와 등이 얇으면 폐가 약한 법이다.

우리는 사람의 어깨와 등을 보고, "아하~! 저 사람의 폐는

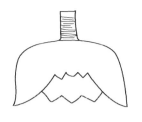

이렇겠구나" 하고 알 수 있다.

폐에 병이 들었거나 좋지 않을 때 겉으로 나타나는 변화는 얼굴이 희고, 재채기를 자주 하며, 슬퍼하고 즐거워하지 않으며, 울고 싶어한다.

자연성형적인 면에서 보면, 평소 스트레스가 많고 속 썩는 일이 많은 사람에게 기미가 많은데, 이도 폐의 기운이 상한 것이다.

또 다른 경우, 어깨는 움츠린 듯하고, 등이 좁은 여성들은 폐의 기능이 약하고 가슴발달이 부진한 경우가 많다.

이러한 경우 폐의 기능을 활성화하는 음식과 차를 섭취하고 운동 또는 한방적 치료를 통해 문제점을 개선하면 얼굴과 체형에도 변화가 나타난다.

5) 신장

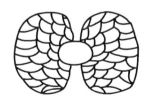

신장의 모양은 팥과 같다.

신장은 밖을 주관하여 먼 곳의 소리를 듣게 하므로, 귀가 좋은지 나쁜지를 보아 그 성질을 알 수 있다.

귀가 크거나 무르면 신장이 약한 사람이다. 신장이 약하거나 병이 들면, 허리가 아프고 뒷목이 땅기며, 어지러운 증세가 나타난다. 신장이 약하면 얼굴이 검고, 귀에 때가 많이 끼고, 매사에 두려움이 많으며 하품을 자주 한다.

2. 육부의 상태를 겉에서 알아보는 법

1) 담부
담은 조랑박처럼 간의 짧은 잎 사이에 붙어 있다.

눈 밑의 와잠(눈 밑 지방)이나 손톱, 발톱으로 담의 상태를 살펴본다.

예를 들면 아래 눈꺼풀이 크면 담이 옆으로 달려 있는 것이고, 손발톱이 얇고 붉으면 담이 얇은 것이다.

담이 실하면 용감하고 잠을 잘 자며, 담이 허하면 잠을 못 자고 겁이 많다. 눈 밑 지방, 악관절장애, 안구혼탁 등은 담의 문제로 나타난다.

2) 위부
동의보감에서 '위는 수곡의 바다'이다. 광대뼈가 크고 목이 굵으며 가슴이 벌어지면 오곡이 많이 들어간다고 하였다. 말 그대로 광대뼈가 크고, 목이 굵으며, 가슴이 벌어진 체형의 여자라면 유방이 크다. 이러면 위대하거나 밥을 잘 먹는다는 이야기이다.

반대인 사람은 비위가 약한 사람이다. 위병이 있는 사람은 얼굴이 누렇고 볼살이 쏙 들어간 체형의 마른 사람이 많다.

얼굴이 누렇다면 위병이 있다고 생각을 해야 한다.

얼굴의 병은 모두 위병이라 할 정도로 위와 얼굴과는 관계가 깊다. 얼굴의 증상을 개선하려면 무엇보다도 먼저 소화기의 문제를 잘 다스려야 한다.

'얼굴이 잘 붓는다, 굵은 여드름이 난다, 얼굴이 붉다, 구취가 심하다, 구안와사' 등의 증상은 위장과 관련된 경우가 가장 많다.

3) 소장부

소장은 위 속에서 삭힌 수곡, 즉 음식물을 받아들인다.

받아들인 음식물을 맑고, 탁함을 분별하여 수액은 방광으로 보내고, 찌꺼기는 대장으로 보내는 작용을 한다. 소장은 입술의 두께와 인중의 길이, 피부의 상태로 증상을 알 수 있다.

특히 피부관련질환의 많은 부분이 소장과 연관이 많다. 입술이 붙지 않은 채로 태어난 것(구순구개열)도 소장의 문제이다.

4) 대장부

대장은 우리 몸에서 용적이 제일 큰 장기에 속한다.

폐가 횡격막상부에서 넓게 퍼져 있다면, 대장은 횡격막의 아래, 복부에서 복부의 운동성을 전체적으로 관장하는 장기이다.

대장은 횡격막에도 붙어 있어 호흡에도 관여하고 간, 소화기, 하복부장기 등에 모두 영향을 미치는 중요한 장기이며 하복부에서 좌우의 균형을 잡아주는 장기이다. 대장의 운동이 원활하지 않을 경우 복부의 혈액순환장애, 잔변의 축적, 림프순환의 문제 등으로 체내의 독소와 노폐물의 제거가 어려워 특히 피부에 문제를 야기하는 경우가 많다.

또한 대장의 문제는 체형과 얼굴의 불균형에도 가장 많은 영향을 끼치기도 한다.

한방성형에서 복부관리가 중요한 부분을 차지하는 이유가 여기 있다. 안면의 좌우비대칭, 피부트러블, 탄력이 떨어지는 볼살, 복부비만 등은 대장의 기능저하와 관련이 많다.

대장은 코의 길이로 살펴볼 수 있다. 코가 긴 사람은 대장이 긴 편이다. 대장에 병이 들면 배꼽 부위나 장이 아프고 배에서 소리가 나며, 설사를 한다.

5) 방광부

방광의 상태는 콧구멍과 피부로 알 수 있다.

콧구멍이 들려있으면 소변이 잘 나오지 않거나, 요실금과 같은 증상이 생길 확률이 높고, 침을 흘리기도 한다.

어깨가 굉장히 피곤하며 발뒤꿈치가 아프다면 방광이 나쁜 사람이다.

6) 삼초부

인체를 상·중·하초의 세 부위로 나누어보면, 상초는 머리에서 명치까지, 중초는 명치에서 배꼽까지, 하초는 배꼽에서 발까지에 해당한다.

삼초는 수곡의 도로이고 기의 통로이다. 삼초에 병이 들면 기가 잘 소통되지 않고, 수곡의 운화에도 장애가 생긴다. 그래서 배가 더부룩하고 아랫배가 단단해지며 소변도 원활하지 않아 부종이나 창만이 생긴다.

뒤로는 척추뼈의 축소판이기도 하다. 그래서 코를 보고 위장병과 척추병을 알 수 있다.

삼초가 나쁜 사람은 콧대 중앙이 불룩 나온 경우가 많다.

Tip 한방성형침의 특징

1. 인체의 균형과 오장육부의 조절을 바탕으로 한다.
2. 전신적인 증상의 개선이 가능하다.
3. 마취와 수술을 하지 않는다.
4. 인위적인 보형물이나 약물을 주입하지 않는다.
5. 부작용이 없다.
6. 근긴장으로 인한 두통, 악관절 장애에 효과적이다.
7. 탁한 피부색과 기미, 다크서클에 효과적이다.
8. 시술 후 곧바로 일상생활이 가능하다.
9. 성형수술 후 관리에도 효과적이다.
10. 1회 시술만으로도 변화를 확인할 수 있다.

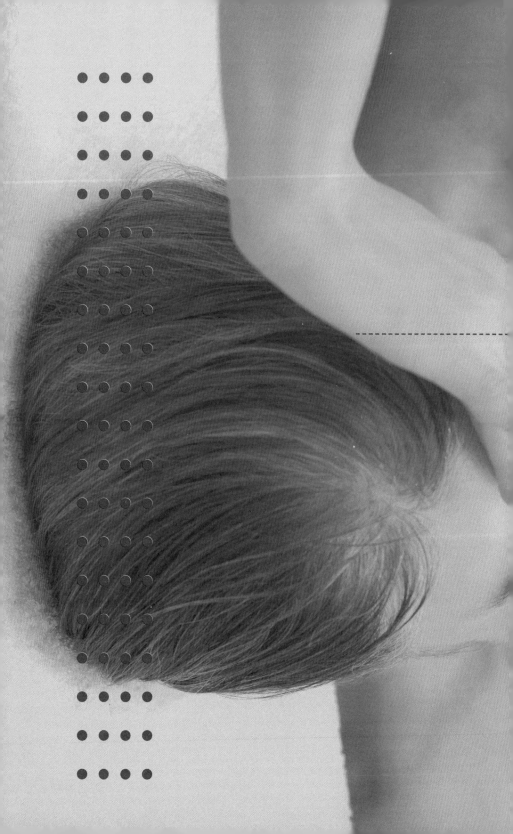

제3장

10년 더 젊게 만들어주는 한방성형침

— 한방성형으로 건강한 아름다움 만들기

매혹적인 입술을 가지는 방법은 남을 칭찬하는 것이다.
아름다운 손을 가지는 방법은 남을 위해 한 손을 내미는 것이다.
날씬한 몸매를 가지는 방법은 남과 함께 나누는 것이다.
빛나는 얼굴을 가지는 방법은 남을 용서하는 것이다.

실제 한방성형에는 어떠한 시술분야가 있는지 알아보자.
한방성형술에는 크게 네 가지 분야가 있다.

첫째. 얼굴의 형태를 변화시키는 것이다. 사각턱, 얼굴축소,
윤곽교정, 탄력, 리프팅 등의 시술이 이에 해당한다. 이를 참한
얼굴만들기라고 한다.

둘째, 얼굴의 색택을 맑게 만드는 것이다. 기미를 포함한 색
소변화, 안면홍조, 탁한 피부톤, 안구혼탁 등이 이에 해당한다.
이를 맑은 얼굴만들기라고 한다.

셋째. 자연노화나 광노화로 인해 발생하는 주름 관리 및 시
술이다. 이마 주름, 미간 주름, 눈가 주름, 팔자 주름, 입가 주

름, 목주름 등이 이에 해당한다. 이를 밝은 얼굴만들기라고 한다.

넷째. 형상재생술이라는 특수침술을 이용한 재건시술이다. 수술흉터, 화상흉터, 여드름 및 여드름 흉터, 튼살제거 등이 이에 해당한다. 이를 바른 얼굴만들기라고 한다.

1. 참한 얼굴만들기(形) - 성형침으로 작은 얼굴만들기

한방성형침은 보형물이나 약물의 보입이 없는 안전한 얼굴축소술이라는 장점이 있다. 하지만 보입이 없는 시술이라서 효과가 더디거나, 지속력이 떨어진다고 생각하는 사람들이 간혹 있다. 그런데 한방성형술 중에 얼굴축소술은 한방성형의 시술분야에서도 압도적으로 시술사례가 많고, 지속적인 효과 또한 검증된 시술이다. 저자의 경우도 1만 건 정도 이상의 사례에서 안정적인 효과를 검증한 시술이다.

초기의 한방성형술은 여러 가지 방법으로 얼굴축소를 시술하였으나, 최근에는 성형침과 간단한 수기만으로도 안정적인 효과가 나타난다.

자연성형침은 숨어 있던 본래의 아름다움을 찾아주는 시술이다. 한방성형에서 시술되는 얼굴축소시술은 그 타입별로 4가지 종류로 나누어 볼 수 있다.

4가지 타입에 대해서 알아보자.

✿ 한방성형/얼굴축소/근육형

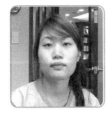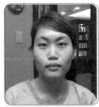

　20대 여성으로 미소가 매우 밝은 분이었다. 턱근육의 발달로 형성된 각진 얼굴로 인하여 시술을 받았다. 자세도 바르고 내과적인 문제는 없었기 때문에, 간단한 수기와 함께 기본적인 탄력시술과 턱 주위에 발달되어진 근육을 수축시키고 리프팅시키는 시술만 실시했다.

　시술 후에 좌우의 턱선이 갸름해진 것을 한눈으로도 확인할 수 있다. 더불어 코와 입도 오똑해지는 효과가 생긴다. 보통 이런 경우는 5회 정도의 시술로도 충분한 변화를 볼 수 있다. 간단한 자가관리만 잘 지키면 일반적으로 1년 이상의 지속효과가 있다.

　가장 일반적인 시술이면서 안정적인 효과가 나타나는 형태이다.

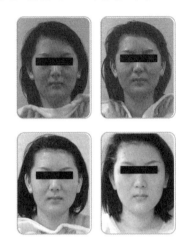

이목구비가 뚜렷한 미인형 얼굴의 20대 여성이었다.

체중증가와 함께 얼굴도 체지방의 축적으로 인해 넓어지고 네모나게 보이게 되어서 시술을 받게 되었다.

이렇게 체지방의 증가와 함께 얼굴의 증대가 일어난 경우에는 적절한 체중감량 프로그램과 함께, 얼굴에 체지방을 제거하는 성형침술, 림프배독을 촉진하는 시술을 병행하게 된다.

이런 경우는 체중감량과 함께 얼굴축소 및 탄력관리를 동시에 진행함으로써 훨씬 효과적인 시술을 받을 수 있다.

✿ 한방성형/안면축소/부종형

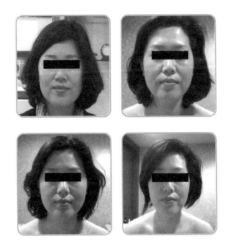

　출판, 강연, 방송, 모임 등으로 왕성한 사회활동을 하고 있는 40대 여성으로 부종을 동반한 사례이다. 부종은 여성에게 흔하면서도 잘 관리해야 하는 증상이며 질환이다.

　부종의 시작은 흔히 '붓기'라는 것으로부터 나타난다. 만약 늘 피로감을 느끼고 어깨나 머리가 항상 묵직하며, 흐린 날은 더 힘들고, 오히려 오래 쉬고 나면 몸이 더 무겁거나, 가스가 많이 차고, 소변이 시원하지 않거나 자주 가며, 간혹 가슴이 두근거리는 증상이 있다면 적절한 상담과 체질에 맞는 관리와 치료가 필요하다.

　부종을 방치하면 관절 및 전신질환으로 이환될 확률이 높다. 부종을 동반한 경우에는 부종으로 인한 증상의 치료와 함께 독소배출을 위한 림프마사지 및 복부마사지를 같이 들어가게 된다.

　시술을 받는 동안 얼굴의 축소 뿐만아니라, 한층 가벼워지

는 몸의 상태를 느낄 수 있다. 시술전후 사진에서는 턱선의
변화와 푸석한 얼굴이 편안해진 것을 확인할 수 있다.
　평소 어깨결림, 두통, 안구충혈 등의 증상도 시술을 받으면
서 같이 호전되었다.

✿ 한방성형/안면성형/탄력형

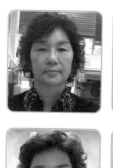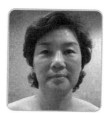
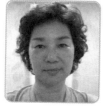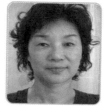

　일반적으로 피부탄력이 떨어지는 50대 전후의 경우에는 체
중의 변화나 부종증상이 없어도 얼굴이 커져보이면서 부어보
이는 경향이 나타나게 된다. 이러한 경우에는 얼굴축소술과
함께 얼굴의 윤곽을 탄력있게 하는 탄력시술을 병행하게 되
는데, 젊고 탄력있는 얼굴을 되찾을 수 있다.
　시술사례는 60대 초반의 여성으로 전체적인 탄력, 얼굴축소,
잔주름, 목주름 등의 개선 목적으로 시술을 하였다.
　노화로 인해 얼굴탄력이 떨어진 경우는 복부의 탄력도 또
한 떨어져 있는 경우가 많다.

복부마사지와 운동요법을 통해서 복부의 체지방을 감소시키고, 탄력을 증대시키면서 얼굴 성형침 시술을 하였다.

  양쪽 볼살의 처짐이 없어지고, 탄력있는 볼선으로 변하였으며, 입술과 코가 오똑하고 선명해지는 것을 볼 수 있다.

  개인적으로 이러한 시술을 가장 맘에 들어 하는데, 자연성형은 항노화적 개념이 바탕에 깔려있는 시술이기 때문이다.

Tip 피부 노화 방지 10대 식품

1. 아카이(Acai) 과일 : 짙은 보라색으로 항산화제(抗酸化劑) 등이 풍부하다. 건강 식품 가게에서 주스 형태로 살 수 있다.
2. 마늘 계열 식품 : 마늘, 양파, 부추, 파 등은 사람의 간이 독소와 발암 물질을 제거하는 것을 돕는다.
3. 보리 : 섬유질이 풍부한 보리는 지방, 콜레스테롤 및 탄수화물의 대사를 돕는다. 아침 시리얼이나 수프로 먹거나 쌀 대용으로 먹는다.
4. 녹색 식품 : 여기에는 분말, 정제 또는 주스 형태로 구입할 수 있는 밀이나 보리도 포함된다. 녹색 채소보다 영양분이 많으며 콜레스테롤 및 혈압을 낮추고 면역 반응을 증진시킨다.
5. 메밀 종자 및 곡식 : 단백질, 아미노산이 많이 들어있으며 혈당을 안정시키고 고혈압을 낮춘다.
6. 콩 : 항산화제, 엽산(葉酸), 칼륨이 풍부하다.
7. 고추 : 고추에는 감이나 귤보다 비타민 C가 2배나 많이 들어있으며 지방을 연소시킨다.
8. 견과 및 종자 : 호두, 헤이즐넛, 아몬드 등 견과류를 매일 한 웅큼씩 먹는다. 견과류에는 심장에 좋은 오메가3 지방이 많이 들어 있다. 소금을 하지 않는 날 것을 선택하는 것이 좋다.
9. 양배추 : 단백질과 비타민 C가 풍부한 양배추는 맛도 좋아서 다양한 요리에 곁들여 먹을 수 있다.
10. 요구르트 : 요구르트는 면역 기능을 돕기 때문에 건강에 유익한 균이 들어 있다. 또 칼슘은 지방 연소를 돕는다. 소프트 드링크처럼 이용할 수 있다.

- 니콜라스 페리콘 -

2. 맑은 얼굴만들기(色) - 모두가 부러워하는 맑은 피부만들기

맑은 피부만들기

맑은 피부만들기는 한방성형 분야는 아니지만, 형태의 변화 못지 않게 색깔과 윤택함 또한 건강의 중요한 부분으로 별도로 알아보고자 한다.

맑은 피부를 가지기 위해서는 스님처럼 생활하라는 말이 있다. 아침에 일어나서 예불과 함께 108번 절을 하는데, 대단히 힘든 일이다. 그러나 단순한 운동 이상으로 우리 몸과 마음을 정갈하게 비워준다. 스님들의 음식은 채식으로 자극이 없다. 또 하루 2식으로 절제하는 식습관을 하며 몸을 깨끗이 하는 차와 명상을 한다.

예전에 '안색(顏色)'을 '혈색(血色)'이라고도 했다. 혈액이 맑아야 얼굴이 맑아진다는 이야기로, 한방에서는 혈액을 깨끗하게 하는 다양한 연구들이 있었다.

어혈이라는 개념은 한방만 있는 개념이다. 정상적인 순환을 하지 못하고 정체되어 있는 혈액을 이르는 말로, 이 어혈로 인해 피부가 어둡게 된다.

혈색이 어두워지는 것은 여성에게 있어서는 자궁과 소화기의 문제로 인한 경우가 많고, 남성의 경우에는 간장과 신장이 좋지 않아서 생기는 경우가 많다.

피부를 투명하게 하는 천연 한방팩

1) 홍옥고 - 탁월한 피부 미백 작용

혈액순환이 나빠지면 멜라닌색소가 침착되어 기미나 주근깨가 생긴다. 자외선에 장기간 노출된 경우에도 기미나 주근깨가 쉽게 생기기도 하는데, 미백팩은 멜라닌 색소의 생성을 억제하여 기미, 주근깨를 개선한다.

* 재료 : 조각자 300g, 승마, 토사자 320g, 저실자, 위유 200g, 녹두, 백급, 백지, 천화분 40g, 감송향, 공사인, 백정향 20g, 삼내자 12g
* 만들기 : 홍옥고에 팩의 세 배 분량의 물이나 요쿠르트에 섞어 잘 저어 준다.
* 활용법 : 깨끗이 세안한 얼굴에 눈 주위를 피해 홍옥고를 골고루 바른 뒤 10~15분 정도 있다가 팩이 마르면 미지근한 물로 헹궈 준다.

2) 쌀겨팩 - 피부에 윤기와 미백을 동시에

쌀겨에 함유된 비타민 $B_1 \cdot B_6 \cdot E$ 등은 기미와 주름살을 완화시키고 뽀얗고 고운 피부로 가꿔 준다. 쌀겨는 볶지 않은 생쌀겨를 사용하고 반드시 신선한 재료를 쓰도록 한다.

* 재료 : 쌀겨, 밀가루 2작은 술, 우유 1큰 술, 꿀 1작은 술
* 만들기 : 쌀겨와 밀가루를 골고루 섞는다. 여기에 우유와 꿀을 넣고 섞는다.
* 활용법 : 깨끗이 세안한 얼굴에 눈 주위를 피해 쌀겨팩을 고루 바른 뒤 10~15분 정도 있다가 팩이 마르면 미지근한 물로 헹궈준다.

3) 감초팩 - 문제성 피부를 진정

감초는 문제성 피부를 진정시켜 주는 효과가 있다.

* 재료 : 감초 1큰 술, 해초 약간
* 만들기 : 감초 1큰 술에 물과 해초가루를 첨가하여 걸쭉하게 만든
  다.
* 활용법 ; 감초팩은 피부 트러블이나 여드름 부위에 바르고 20분
  정도 있다가 씻어낸다.
  약쑥과 함께 사용하면 여드름 피부에 좋은 팩이 되며 감초는 트
  러블 진정효과가 있어서 어느 팩 재료에 섞어서 사용하더라도 트
  러블 예방효과가 있다.

4) 녹차해초팩 - 피부를 티없이 맑고 깨끗하게

피부의 묵은 각질을 효과적으로 제거하여 칙칙해진 피부를
맑게 해준다. 해초성분이 피부의 촉촉함을 더해준다.

* 재료 : 녹차 1큰 술, 해초가루 약간
* 만들기 : 녹차 1큰 술을 미지근한 물에 불린 후 해초가루를 섞어
  농도를 맞춰준다.
* 활용법 : 녹차와 맥반석을 섞으면 트러블 피부에 좋은 팩이 된다.
  또 녹차즙과 감자즙을 섞으면 지성피부에 효과적인 팩이 된다.

5) 당귀팩 : 주름은 펴고, 얼굴은 하얗게

노화 피부에 좋은 당귀팩은 주름에도 좋은 효과가 있지만,
미백에도 좋은 효과가 있어서 영양팩으로는 으뜸이다.

* 재료 : 당귀 1큰 술, 꿀, 계란 노른자
* 만들기 : 당귀 1큰 술에 계란 노른자를 풀고, 꿀을 적당량 첨가하
  여 걸쭉하게 만든다.

* 활용법 : 팩의 재료를 섞어서 20분 범도 팩을 한 뒤 미온수로 깨
  끗이 씻어준다. 당귀가루를 물에만 섞어서 하면 예민한 피부에 좋
  은 영양팩이 되며, 당귀와 카오린을 섞은 팩제는 잔주름개선에 좋
  은 팩이 된다.

6) 곡물팩 : 누구나 부러워하는 맑은 피부만들기

녹두, 우리밀, 현미, 보리, 검정깨, 들깨, 백태, 깐메밀, 은행을
성분으로 하는 아홉가지 곡물팩은 유수분 밸런스를 맞춰놓은
최대의 영양팩이며 세안을 할 경우 피부의 윤기와 촉촉함을
남겨주는 천연비누와도 같다.

* 재료 : 아홉가지 곡물가루 1큰 술, 물이나 꿀, 야채즙
* 만들기 : 아홉가지 곡물가루를 골고루 섞어 혼합된 가루 1큰 술에
  물이나 꿀, 야채즙 적당량을 첨가하여 걸쭉하게 만든다.
* 활용법 : 20분 정도 팩을 한 뒤 미온수로 깨끗이 씻어주고 마지막
  에는 찬물로 마무리하면 된다. 아홉가지 곡물을 세안 시 활용하면
  여드름과 각질제거에 좋은 효과가 있고 피부결을 개선하여 피부
  를 투명하게 가꾸어 준다. 팩을 할 경우 피부에 유수분을 공급하
  고 피부밸런스를 조절하여 트러블을 없애고 피부를 항상 촉촉하
  고 아름답게 유지시켜 준다.

✺ 모두가 부러워하는 맑은 피부 만드는 10가지 습관

1. 수시로 물마시기

피부가 건조하면 자외선에 쉽게 그을리게 되고 신진대사가 원활히 이루어지지 않게 되어, 피부가 칙칙해 보이기 쉽다. 반드시 하루에 8잔 이상의 물을 마셔 주는 것이 중요하다. 아울러 피부에 수시로 수분을 공급해 준다.

2. 비타민 C를 사수하라

비타민 C는 피부를 칙칙하게 만드는 요소들의 작용을 예방하고 피부층을 효과적으로 보호하는 역할을 한다. 따라서 비타민 C를 많이 함유하고 있는 과일과 채소를 다량 섭취하는 것이 좋다. 채소 중에서도 피망과 브로콜리, 시금치 등의 녹색채소와 딸기, 사과, 키위 등이 비교적 피부를 환하고 밝게 만들어 주는 과일들이며, 간편하게 먹는 시중의 비타민제를 활용해도 좋다.

3. 커피는 하루 3잔 미만

커피의 과다 음용은 피부톤을 어둡고 칙칙하게 만들 수 있다. 또한 위장에 부담이 될 수 있으며, 불면의 원인이 되기도 하므로 결국 피부에 좋지 않은 영향을 미치게 된다. 따라서 커피는 하루 3잔 미만으로 마시는 것이 좋다.

4. 충분한 수면

수면 부족은 피로를 유발하게 되며, 이는 피부를 칙칙하고 거칠어지게 만든다. 오후 10시~새벽 2시의 피부세포 재생시간이 가장 원활한 이 시간 동안 적절한 제품을 바르고 충분한 수면을 취하는 것은 매우 중요하다.

5. 자외선 차단제는 필수

뽀얀 피부를 유지하기 위한 기본은 무엇보다도 '자외선을 피하는 것'이 최우선이다. 야외로 외출 시에는 물론, 보통 때에도 자외선 차단제를 꼼꼼히 수시로 발라 주어야 한다. 비나 구름이 낀 날씨에도 자외선은 예외일 수 없으므로 늘 자외선 차단제를 휴대하고 발라주는 습관을 기르도록 한다.

6. 담배는 금물

담배는 혈관을 수축시키고 산소 공급을 방해하여 피부결을 약하게 만들어 피부를 칙칙하게 만드는 주범이다. 진정한 뽀얀 피부를 원한다면 무엇보다 '금연'을 실천한다.

7. 스트레스여 안녕

스트레스는 자율 신경계에 영향을 미쳐 호르몬의 이상분비를 초래할 수 있다. 그 결과 피부를 칙칙하게 만든다. 서정적인 음악을 듣거나 마음이 편해지는 책을 읽는 독서습관을 기르는 것이 좋다. 또한 가만히 있지 말고 몸을 수시로 자주 움직여 주는 것도 스트레스 해소의 한 방법이 될 수 있다.

8. 버스보다는 지하철을 이용하라

지표에 닿는 자외선은 UVA와 UVB 두 종류가 있다. 이중

빛의 파장이 긴 UVA는 구름이나 창문을 통과하여 피부의 진피에까지 침투하므로, 무의식 중 자외선의 무차별 공격을 받을 수 있다. 평소 버스보다는 지하철을 이용하는 것이 피부관리에 도움이 되며, 지상에서는 되도록이면 자외선이 많이 드는 창가 쪽은 피하는 것이 좋다.

9. 각질제거

곱고 화사한 피부를 위한 첫 단계는 각질제거라 해도 과언이 아닐만큼 피부 위에 존재하는 묵은 각질은 피부를 칙칙하게 한다.

10. 항산화제의 복용

과일과 채소에 많이 들어 있는 카로티노이드의 일종인 베타카로틴은 당근, 과일, 녹색잎 채소에서 일반적으로 빈번하게 발견된다. 이러한 재료들을 포함하고 있는 식사는 피부에 베타카로틴을 증가시키고, 베타카로틴은 영양제를 섭취하는 것으로 더 많이 축적될 수 있다. 베타카로틴은 일중항산소($^1O_2$)를 제거하는 능력을 가지고 있어 효과적으로 피부를 광선노화로부터 보호해준다.

1. 당신의 빰과 이마는 적당히 탄력 있고 매끄러운가? 처져 있는가?
   A. 매끄럽다
   B. 좀 처져 있다
   C. 목살과 얼굴 윤곽이 뚜렷하게 처져 있다

2. 눈 밑에 불룩한 지방이 있는가?
   A. 없다
   B. 적게 있다
   C. 뚜렷하게 있다

3. 윗눈꺼풀이 아래로 많이 처져 있는가?
   A. 없다
   B. 약하다
   C. 뚜렷하게 나타난다

4. 이마와 빰에 가는 주름들이 있는가?
   A. 없다
   B. 조금 있다
   C. 많이 있다

5. 빰에 깊은 주름이 있는가?
   A. 없다
   B. 조금 있다
   C. 많이 있다

6. 웃을 경우 코 가장자리에서 입 가장자리로 연결되는 주름이 있
는가?(팔자 주름)

    A. 없다
    B. 약하게 있다
    C. 확실하게 있다

7. 까마귀발 주름(crow's feet)이라고 부르는 눈가 주름이 있는가?

    A. 없다
    B. 약하게 있다
    C. 확실하게 있다

8. 눈 밑 주름이 있는가?

    A. 없다
    B. 약하게 있다
    C. 확실하게 있다

9. 인상을 쓰면 이마에 가로 주름과 또는 눈썹 부분에 세로 주름이
생기는가?

    A. 없다
    B. 약하게 있다
    C. 확실하게 있다

10. 윗입술 바로 위(입술 아님)에 가는 세로 주름이 있는가?

    A. 없다
    B. 조금 있다
    C. 많이 있다

11. 입술에 위아래로 가는 주름이 있는가?

    A. 없다
    B. 조금 있다
    C. 많이 있다

12. 이마와 뺨에 빨간 작은 점(착색) 또는 피부색과 다른 기타 색의 얼룩이 있는가?
　　A. 없다
　　B. 조금의 점 또는 얼룩이 있다
　　C. 점과 얼룩이 많다

13. 이마 또는 뺨에 패립종(좁쌀처럼 작은 물집)이 있는가?
　　A. 없다
　　B. 있다

피부 나이 점수 계산하기

1. A=0; B=3; C=6

2. A=0; B=1.5; C=3

3. A=0; B=1.5; C=3

4. A=0; B=1.5; C=2.5

5. A=0; B=1; C=2

6. A=0; B=0.5; C=1.5

7. A=0; B=0.5; C=1.5

8. A=0; B=0.5; C=1.5

9. A=0; B=0.5; C=1.5

10. A=0; B=1; C=2

11. A=0; B=1; C=2

12. A=0; B=7; C=14

13. A=0; B=5

13문항 합산점수 + 27 = 당신의 피부 나이

*단, 이 내용은 만으로 27~81세에게 유의미한 결과가 나오기 때문에 해당 연령이 아닐 경우 적용되지 않는다.

3. 밝은 얼굴만들기 (理) - 탄력있는 피부를 간직하자

나이가 들면서 생기는 주름, 세월의 흔적이라 생각하고 그냥 받아들어야만 할까?

피부 노화는 크게 내인성 노화와 광 노화로 구분한다. 내인성 노화는 자연스럽게 나이가 들면서 생기는 노화의 과정과 자외선의 노출에 의한 것인데, 이 뿐만아니라 얼굴의 표정을 만드는 근육들이 살아가면서 쉼없이 이완과 수축을 반복하면서 골이 생기고, 피부가 이완되면서 주름이 생기는 것이다.

광 노화는 피부가 햇빛에 지속적으로 노출되면서 자외선으로부터 손상을 입게 되어 일으키게 되는 것이다. 노화의 여러 가지 원인 중에 자외선으로 인한 광 노화도 피부 나이를 붙잡기 위해 적극적으로 대처해야 하는 중요한 요인이다.

탄력있는 피부를 유지하고, 주름을 예방하기 위한 관리 수칙을 알아보자.

성형침은 자침을 통해서 해당 근육을 수축 또는 이완함으로써 피부에 탄력을 주거나 이완 시킴으로써 주름제거 시술을 한다.

[성형침의 주름 시술사례]

✳ 63세 여성. 눈가 주름, 미간 주름 - 1회 시술 전후 사진

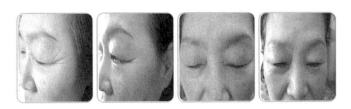

필자가 한방성형침을 배우고 나서, 처음 시술했던 친구의 어머님이시다.

비교적 피부결이 좋으시고, 건강하신 분이셨다. 미간과 눈가 주름, 흔히 말하는 까치발 주름 시술을 받으셨다. 기본적으로 눈가주변의 추미근, 안륜근, 비근, 전두근 등을 지압과 마사지를 통해 이완시킨 후에 성형침시술을 하였다. 눈가는 조심스럽게 자극량을 높여가면서 15분 정도 유침과 자극을 반복하였다.

시술 전후 눈가 주름과 미간 주름이 현저히 줄어든 것이 보일 것이다.

이처럼 주름침의 효과는 신속하다. 단, 보형물이나 약물의 작용이 아니라서 상대적인 지속력이 떨어지는 것은 사실이다.

그래서 주름은 시술과 함께 관리법이 매우 중요하다.

✱ 30대 중반. 여성의 팔자 주름 시술사례

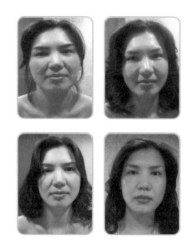

　관골과 치아의 골격자체로 인해 생긴 팔자 주름은 성형침만의 시술로는 탁월한 효과를 기대하기 어렵다. 필러나 매선 등의 방법이 병행되어야 한다. 하지만, 일반적으로 탄력의 저하와 노폐물의 축적으로 인한 대부분의 팔자 주름은 목과 액과의 림프배독과 복부관리를 통해 안면독소 배출을 원활하게 해주고, 탄력과 리프팅 위주의 성형침 시술을 받게 되면 탄력감과 함께 팔자 주름의 개선효과를 안정적으로 볼 수 있다.

　위의 여성은 30대 중반으로 팔자 주름의 개선과 함께 안면축소, 안면윤곽교정의 효과까지 볼 수 있는 사례이다. 한방성형의 장점 중에 하나는 시술을 받으면 안면의 윤곽이 선명해지고, 또렷해진다는 점이다.

　젊고 건강한 얼굴의 형태로 바뀌는 것이다.

🏵 20대 초반. 눈밑 잔주름 시술사례 - 2회 시술

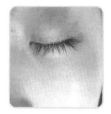 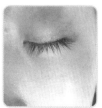

이러한 잔주름은 성형침의 시술로는 효과가 미진한 부분이다. 젊은 여성들이 평소 웃으면서 생기는 눈 밑 주름이나 눈가 주름 등이 해당되는데, 이런 경우 깊은 주름에 비해 잔주름은 성형침보다는 괄사요법이나 고주파 등의 기기관리, 평소 기능성제품 등을 활용해서 관리하는 것이 더욱 효과적이다.

🏵 30대 중반. 피부탄력 및 팔자·입가 주름

1) 출산 이후 피부탄력 저하가 생긴 사례

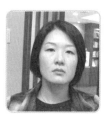 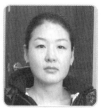

2) 보톡스 시술 후에 잔주름이 더 많아진 사례

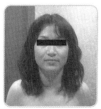 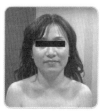 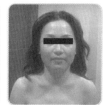

1)번의 시술사례에서는 출산과 나이가 듦에 따라 피부의 탄력이 떨어지고, 다소 부은 듯한 느낌을 느끼셨다는 환자이다.

2)번의 경우에는 보톡스 시술을 3차례 받았는데, 반복될수록 피부 잔주름이 늘고 탄력이 떨어져서 고민하다가 자연성형을 하게 된 환자이다.

이 두 사례의 시술 목적은 피부에 탄력을 주는 것이었다. 등과 복부관리를 통해서 기본적인 기혈순환을 편하게 한 상태에서 안면부의 괄사와 탄력, 리프팅 위주의 성형침 시술이 들어갔다. 마무리 팩은 피부탄력에 좋은 인삼팩을 활용해서 시술의 효과를 증대시켰다.

전체적인 안면윤곽의 탄력성과 관골, 입가주변 주름의 변화를 확인해보면 확실한 변화를 알 수 있다.

✳ 3배 탄력있는 피부를 유지하는
피부관리 3단계 수칙

주름은 시술보다 관리가 더 중요한 시술이여서 평소 주름 관리법에 대해 알아보자.

1단계   건전한 생활과 금연

일상적인 생활습관으로 처음부터 다 지키기는 어렵겠지만 조금씩 해나가다 보면 습관이 되고 버릇이 될 것이다.

① 균형잡인 식사를 하며 갑작스러운 체중의 증가 또는 감소를 피한다.

② 수분공급 : 매일 적어도 1.5리터의 수분을 섭취하도록 하는데, 더운 날씨에는 그 이상을 공급하는 것이 이상적이다.

③ 아침, 저녁으로 적당한 피부 손질을 한다.

④ 적당한 운동으로 조직에 원활한 산소공급을 한다.

⑤ 충분한 수면을 취한다.

⑥ 규칙적인 성생활을 한다.

⑦ 과로를 피하며 적절한 운동과 안정, 요가 등으로 스트레스를 해소한다.

⑧ 알코올 음료를 삼간다.

⑨ 담배는 조직, 특히 피부의 산소공급 장애를 일으키는 주범이므로 금연토록 한다.

2단계   외부요인으로부터의 보호

외부요인 중 대기오염, 실내 냉난방, 담배연기, 건조 등으로부터 얼굴을 보호하는 것은 매우 까다롭지만 이에 비해서 자외선으로부터 피부를 보호하는 주의만 기울이면 어렵지 않게 지킬 수 있다.

자외선 차단은 계절, 기후와 상관없이 항상 지켜져야 한다.

자외선 차단제품을 선택할 때는 UVA나 UVB의 가시광선까지를 넓게 차단할 수 있는 것이어야 한다. 단, 자외선 차단제 선택 시 개인의 포토 타입, 나이, 지리적 위치, 계절이나 하루 중 시간대, 피부 타입, 얼굴의 사용 부위 등을 고려해야 한다. 제품의 용기에 표기된 자외선 차단지수는 아직도 제조사별로 일정하지 않은 조건하에서 측정된 것이므로 완벽히 신뢰하지 말고 항상 덧발라 주어야 한다.

특히 환자이거나 약물을 이용 중에 있다면 광감성물질에 유의하기 위하여 전문가의 조언을 구하도록 한다.

3단계   내부요인

최근에는 외부적인 요인보다 내부적인 요인의 관리가 더욱 중요해졌다. 우리 몸의 노화를 일으키는 여러 가지 활성산소들의 생성을 억제하거나 제거하기 위한 연구들이 항노화산업과 함께 엄청난 속도로 진행 중에 있다. 일반적으로 당뇨병, 비만, 심장, 순환계질환을 생각할 수 있고, 폐경기도 매우 중요한 요인으로 작용한다.

특히, 폐경기 여성의 1/4만이 충분한 난포호르몬과 프로게스테론을 분비하므로 대부분은 여성호르몬 부족으로 피부의 탄력을 잃고 건조해지며 주름생성이 가속화된다. 최근 들어 식물성 여성호르몬(피토에스트로겐)의 섭취가 권장되어지고 있는 이유도, 폐경기 이후 여성호르몬의 공급이 여성의 노화를 억제하는 효과가 있기 때문이다.

마지막으로 아름다운 건강을 유지하기 위해서는 많이 웃고 긍정적인 생각과 행동을 해야 한다는 것이다. 어렵고도 중요한 일이다.

✳ 어린 주름 예방하는 마사지법

주 1~2회 마사지가 피부를 살린다. 아이크림, 퍼밍크림이나 에센스를 바르고 부드럽게 마사지한다. 시간은 3~5분이면 충분하다.

눈가 주름:
1. 아이크림을 바른 후 눈꺼풀 위를 나선형을 그리며 부드럽게 마사지한다.
2. 눈가를 끌어올리는 느낌으로 아래에서 위쪽으로 마사지한다.
3. 눈을 감고 검지로 눈꺼풀을 가볍게 누르면서 눈을 떴다 감았다 하는 동작을 반복한다.

입가 주름:
4. 인중을 손가락으로 살짝 눌러 지압한 뒤, 입 주위에 반원을 그리

는 동작을 반복한다.

5. 양손바닥을 볼에 대고 바깥쪽을 향하여 나선형을 그린다.

6. 손가락 끝을 관자놀이 부분에 대고 위를 향하여 당기는 기분으로 지압한다.

이마 주름:

7. 미간에서부터 눈썹을 꾹꾹 눌러가면서 관자놀이까지 반복하여 지압한다.

8. 이마에 손가락을 대고 아래쪽에서 위쪽으로 쓸어 올리듯이 마사지한다.

목주름:

9. 목 아래에서 턱선을 향해 쓸어 올리듯이 마사지한다.

10. 검지나 중지로 턱 밑 피하지방을 들어 올리듯 턱끝을 누른다. 10초 정도 누르다가 손을 떼는 동작을 3~4회 반복한다.

11. 손등을 이용하여 목에서 턱 앞으로 군살을 들어 올리듯 마사지한다. 턱 밑 늘어짐을 막아준다.

자신의 나이에 비해 젊다거나 또는 늙었다는 소리를 들을 때마다 궁금한 생각이 들 것이다.

실제로 생리적 노화가 얼마나 진행되는지를 짐작하고 좀 더 현명하게 노화에 대처하는 것이 좋다.

자신의 생리적 노화의 정도를 아래 문답표를 보고 판단해 보자.

다음 문제의 답 중 1번은 1점, 2번은 2점, 그리고 3번은 3점씩 계산하여 각 총점에 대한 설명을 참고해 주기 바란다.

[1] 당신 스스로 얼마나 늙었다고 느끼고 있습니까?

　　1) 나이보다 젊게 느낀다.

　　2) 나이만큼 늙었다고 느낀다.

　　3) 나이보다 좀 늙었다고 느낀다.

[2] 당신의 피부(주름살, 처짐이 많은지 등)는 어떠합니까?

　　1) 아주 좋다.

　　2) 보통 정도이다.

　　3) 꽤 거칠고 좋지 않다.

[3] 당신의 자세는 어떠합니까?

　　1) 똑바른 편이다.

　　2) 보통 정도이다.

　　3) 앞으로 굽어 있다.

[4] 당신 몸의 유연성은 어느 정도입니까?

　　1) 한쪽 다리를 책상 위(80~100cm)에 올려놓고 손으로 발가락을 잡을 수 있다.

　　2) 한쪽 다리를 책상 위에 올릴 수는 있으나 발가락을 손으로 잡을 수는 없다.

　　3) 다리를 책상 위에 올릴 수 없다.

[5] 당신의 체중은 어떠합니까?
1) 정상 체중에서 2.5kg 위 아래
2) 정상 체중에서 4~8kg 초과
3) 정상 체중에서 9kg 이상 초과

[6] 당신의 정신적인 노화에 대한 태도는 어떤 편입니까?
1) 아주 적극적이다.
2) 그저 그렇다.
3) 아주 소극적이다.

[7] 당신의 신체 기능 상태는 어떤 편입니까?
1) 5km 이상도 문제 없이 걸을 수 있다.
2) 5km 정도는 걸을 수 있다.
3) 1.5km 정도도 걷기가 어렵다.

[8] 당신은 어떤 병을 갖고 있습니까?
1) 종합 진단 결과 이상은 없는 것으로 나타났다.
2) 당뇨병, 혹은 고혈압이 있는 것으로 나타났다.
3) 심장병, 혹은 폐에 종양이 있는 것으로 나타났다.

[9] 당신은 얼마나 많은 약을 먹고 있습니까?
1) 어떤 약도 먹고 있지 않다.
2) 한 가지 약을 먹고 있다.
3) 두 가지 이상의 약을 자주 먹고 있다.

[10] 당신의 사회 활동 정도는 어떠합니까?
1) 직장생활 혹은 자원 봉사활동을 계속하고 있다.
2) 1주일에 40시간 미만으로 파트타임 일을 하고 있다.
3) 집에서 별 일 없이 지내거나 살림만 하고 있다.

[11] 당신의 에너지 정도는 어떠합니까?
  1) 온종일 왕성하며, 잘 때까지 피곤을 느끼지 않는다.
  2) 낮에 일하는 동안은 별로 피로감을 느끼지 않으나, 일이 끝
    나면 맥이 빠진다.
  3) 오후 2시가 넘어서면서 피곤을 느끼기 시작한다.

[12] 당신의 성생활은 어떠합니까?
  1) 1주일에 2회 이상 한다.
  2) 1주일에 1회 정도 한다.
  3) 1달에 1회 정도 한다.

자신이 택한 점수를 합산하여 아래에서 해당되는 부분을 읽어보길
바란다.

▶ 12 ~ 16점 :
  당신의 생리적 나이는 호적의 나이보다 젊다.
▶ 17 ~ 27점 :
  당신의 생리적 나이는 호적의 나이 수준이며 결코 안심할 정도
  는 아니다. 왜냐하면 이 정도로 계속 살아간다면 당신은 결국 일
  반적인 노화 과정을 밟게 될 것이다.
▶ 28 ~ 34점 :
  당신은 호적의 나이보다 노화가 많이 진행되어 있는 상태이므로
  위험수위이다. 하루빨리 자신의 생활습관과 식사습관에 관해 점
  검하고 개선하는 것이 필요하다.

[자료 출전] 텍사스주립대 의대 노화연구소장으로 계신
        유병팔 박사 지음 『125세까지 걱정말고 살아라』에서 발췌

4. 바른 얼굴만들기 (建) - 흉터를 치료하는 한방재생 성형술

한방에서도 흉터 치료를 한다고 하면 놀라시는 분들도 있다.

한방시술 중에 형상재생술이 있다. 형상재생술이란 한방의 자락요법을 응용한 시술로 일반적인 여드름이나 흉터는 물론, 심한 여드름자국이나 흉터, 수술흉터, 화상흉터 등 기타 흉터에 활용되는 시술이다.

처음 한방성형을 배우게 된 계기가 된 시술 방법이다. 침을 사용하여 표피에 최소한의 자극을 주면서 진피까지 자극을 주어 진피층에 상처를 줌으로써 새살이 돋아나게 하는 시술이다.

형상재생술 이후에 피부 재생이 활발해지고 재생이 잘 되도록, 해독재생과 한방적인 관리를 병행해주면 더욱 좋은 효과를 볼 수 있다. 형상재생술은 소산한의원의 이구형 원장님이 독일에서 유학생활을 하다가 교통사고를 당한 학생의 치료가 성공하면서 공중파를 통해 세간에 유명해진 시술이다.

다음은 이구형 원장님의 보도자료이다.

[이데일리 SPN 기획취재팀] - 독일의사도 깜짝 놀란 흉터 치료 '형상재생술'

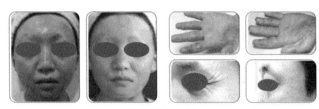

형상재생치료 전후

2003년 6월 독일 유학 중이었던 이모 씨(24)는 교통사고를 당해 머리 뒤통수와 얼굴, 팔에 심한 상처를 입었다.

4일 만에 의식을 찾은 그녀는 자기의 얼굴과 몸의 상태를 확인하고 죽음보다 심각한 절망에 빠졌다. 그러나 독일의 우수한 의료진의 성형수술능력을 믿었다.

성형수술 후 흉터와 사라질 수 없는 얼굴의 굵힌 흉터, 팔과 다리의 파인 흉터를 확인하고 그녀는 더욱 절망의 나락에 빠질 수밖에 없었다. 그녀는 마지막까지 성형수술에 기대었지만 독일 의료진은 성형의술의 한계를 말하며 퇴원을 종용했었다.

그리고 그녀는 모든 것을 체념하고 귀국 후에 칩거생활만 하고 있었다.

그러던 중 학교선배의 소개로 침과 한약으로 피부를 재생시킬 수 있다는 말을 듣고 실낱같은 희망으로 소산한의원의 이구형 원장을 찾았다고 한다.

그녀의 실낱같은 희망은 4개월이 지나면서 그 희망의 서광을 찾았다. 이모 씨는 일주일에 2~3회씩 꾸준히 침을 맞는 등 한방성형술이라 불리는 '형상재생술'을 꾸준하게 받은 결과 새살이 돋아나기 시작한 것이다.

그녀에게 시술된 '형상재생술'로 인해 얼굴의 흉터는 화장을 하게 되면 감출 수 있을 정도로 회복되었고 지금은 삶에 대한 더 깊은 애착으로 살아가고 있다고 한다.

이모 씨는 치료에 대한 모든 증빙자료를 당시 독일의 자동차보험사에 보내줬으며 이를 확인하기 위해 독일의사들의 확인을 거치는 과정에 반신반의하면서도 치료결과에 놀라지 않을 수 없었다고 한다. 그리고 독일보험사는 모든 치료비를 소산한의원으로 보내줬다고 한다.

이구형 원장의 '형상재생술'은 수술흉터 치료뿐만 아니라 교통사고 상처나 화상 흉터, 재건성형, 악성 여드름, 딸기코, 불법성형약물 주입에 의한 부작용, 성형수술 자국, 여드름 흉터, 마마(곰보), 넓은 모공과 같은 난치성 질환에서부터 얼굴 및 목주름, 잡티, 굵은 목, 이중 턱, 광대뼈 축소, 늘어진 피부, 귀족 주름, 낮은 콧등, 얼굴 윤곽 조정, 얼굴 축소 등에 이르기까지 양방 성형에서 하는 모든 수술을 칼이 아닌 침과 한약만으로 해내고 있다.

한의학박사 이구형 원장은 '형상재생술'의 원리를 이렇게 설명한다.

"한방에서는 사람의 피부가 인체외형에 국한되는 것이 아니라 인체내부의 장기와 기혈의 순환에 문제가 생긴 것으로 진단하기 때문이라고 한다. 뿐만 아니라 즉 정서불안, 긴장, 피로, 스트레스로 인해 내분비 및 자율신경이 균형을 잃게 되면 더욱 피부치료에 한계가 생긴다라는 것이다. 그렇기 때문에 피부뿐만 아니라 인체의 기혈을 소통함으로써 피부의 원형을 인체 스스로가 더 빠르게 회복할 수 있도록 하는 것이 '형상재생술'의 원리라고 한다.

이구형 원장은 '형상재생술'은 발명한 것이 아니라 예부터 내려오는 한의학 고전에서 터득하고 통혈(通血)요법과 통락(通絡)요법에서 찾았다고 한다.

자락술(침술)이라고 불리는 통혈요법은 치료받아야 할 부분에 침을 촘촘히 꽂아서 혈을 통하게 하는 방법이고, 통락요법은 체내의 기혈점에 군데군데 정체되어 있는 독소, 불순물, 노폐물을 손으로 눌러서 제거하는 방법을 가리킨다.

침구 대신 손가락으로 혈 자리를 눌러 신체 각 기관의 조직(심장 · 폐 · 간 · 림프선 · 내분비 등)을 자극하면 기능이 정상으로 작용하면서 신체 내에 자생하고 있는 치료 본능이 자극된다는 것, 손가락의 기와 힘에 의해 키워진 자가치유력은 궁극적으로 질병을 예방하고 기력을 보강하며 신체 건강까지 지켜준다는 게 이원장이 말하는 '형상재생술'의 치료 원리다.

'형상재생술' 3단계 변화

1. 색의 변화를 겪는 단계

한방성형 '형상재생술'을 이용해서 새로운 세포가 재생되도록 함으로써 기혈순환을 시키면, 색의 변화가 제일 먼저 일어난다.

2. 형태의 변화 단계

새로운 세포가 재생되면서 울퉁불퉁한 피부상태가 개선되면서 새살이 올라오는 피부형태를 보이게 된다.

3. 촉감의 변화 단계

새롭게 올라온 피부가 다시 내려가면서 자연스런 피부형태로 울퉁불퉁한 촉감이 사라지는 단계를 맞는다.

'형상재생술'을 한방성형으로 응용하여 자연성형이란 제2의 이름으로 인기를 끌고 있다.

그 이유는 '형상재생술'의 장점으로 일상생활을 하면서 치료가 가능하고 마취나 약물을 이용하지 않고 치료한다는 점, 시술 후 인위적인 느낌이 적고 자연스럽다는 점, 후유증이 거의 없다는 점이다.

이 때문에 많은 연예인이나 사회명사들이 '형상재생술'을 이용하여 피부 흉터뿐만 아니라 이마 주름, 팔자 주름을 없애거나 심지어 고집이 세어 보이는 사각턱을 달걀형이나 V라인으로 만드는 효과를 체험했다고 한다.

한국의료관광에서 가장 주목 받고 있는 한국의 성형외과

수술과 한방 '형상재생술'을 응용하여 해외에서도 주목 받는
한국만의 성형 의료기술로 조화되어 발전되기를 희망해 본다.

형상재생술의 시술사례

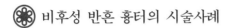

비후성 반흔 흉터의 시술사례

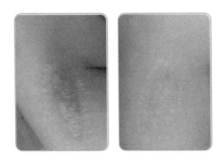

비후성 반흔 흉터는 피부 손상 후 나타나는 섬유성 조직의
과성장을 말한다. 정상보다는 많은 양의 살이 올라와서 두껍
고 주위조직보다 올라와 있게 된다. [명옥헌한의원 자료]

여드름 흉터의 시술사례

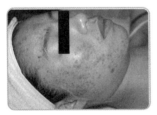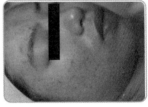

여드름 초기에 제대로 치료를 하지 않거나 시기를 놓쳤을
때, 피지선 주위에 많은 세균이 증식하여 심하게 곪고 고름이

나오게 된다. 이후에 상처가 아물면서 검게 자국이 남고 나중엔 귤껍질처럼 음푹 파이거나 단단하게 튀어나오는 등의 흉한 흔적을 남기게 된다. [고운경희한의원 자료]

✽ 튼살 시술사례

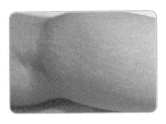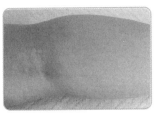

튼살은 팽창선조라고도 한다. 허벅지나 복부 피부 등이 얇게 갈라지는 증상인데, 생리적 또는 병리적 요인에 의한 체내 부신피질호르몬 증가와 관련이 있으며 피부의 신장이 2차적인 역할을 한다. 튼살이 생기는 원인은 몸 안에서 부신피질호르몬이 갑자기 늘어나 진피 내의 콜라겐 섬유가 파괴되기 때문이다.

부신피질호르몬은 사춘기나 임신기에 분비량이 증가하므로 튼살은 비만증이 아닌 사람에게도 나타나게 된다. 내분비질환이나 만성 소모성질환이 있는 경우에도 나타날 수 있고, 스테로이드호르몬제를 장기간 바른 후에도 생긴다. [명옥헌한의원 자료]

4. 화상흉터 시술사례

화상흉터는 화상으로 피부 정상 조직들이 손상을 받아 비정상적인 회복 과정으로 인해 비후성 흉터나 구축성 비후성 흉터가 남게 되는데 소실된 표피 세포 회복보다 진피층의 콜라겐 등 섬유조직들이 불규칙하게 먼저 차올라 정상적인 피부와는 달리 울퉁불퉁한 화상 흉터를 만들게 된다. [명옥헌한의원 자료]

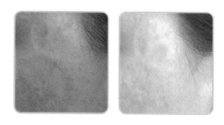

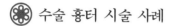 수술 흉터 시술 사례

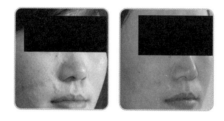

수술흉터제거 또한 진피층을 재생시키고 기혈순환이 원활하게 되도록 만들어서 그 형태를 원래의 형태와 비슷하게 복원시킬 수 있다. [명옥헌한의원 자료]

자외선이 어떻게 피부를 늙게 만들 수 있을까?

피부 노화의 가장 뚜렷한 변화는 콜라겐섬유의 감소와 탄력섬유의 기능의 변화이다.

이러한 변화를 일으키는 주요 원인은 무엇일까?

대부분의 연구논문들은 이 원인을 '자외선'이라 규정하고 있다.

자외선에 많이 노출이 될수록 피부의 노화가 빠르게, 많이 나타나는 것을 이유로 들고 있다.

야외활동을 많이 하는 군인들, 선원이나 어부, 농부들 그리고 햇볕이 강한 지역에서 사는 사람들은 햇볕에 노출이 많고 따라서 자외선에서의 노출이 많기 때문에 그렇지 않은 사람들에 비해 피부가 검고 주름도 많이 생기며 피부에 잡티가 많다.

그러나 주로 실내에서 생활을 하는 사람들이나 오랫동안 햇볕을 보지 못하는 사람들에게서는 피부가 하얗고 잡티가 많지 않으며 오히려 있었던 잡티도 희미해지거나 없어지는 것을 볼 수가 있고 주름도 잘 생기지 않는다.

그러면, 어떻게 자외선이 피부를 늙게 만들 수 있을까?

단파장자외선은 주로 일광욕 후 피부를 발갛게 익게 하는 역효과가 나타나며, 장파장자외선은 주로 피부를 검게 하는 역할을 한다.

단파장자외선을 받게 되면, 피부 내에서 각종 분해요소가 활성화된다.

우리 몸에는 낡고 손상된 섬유를 리모델링하기 위한 분해효소가 있어 오래되고 손상된 섬유를 제거하고 새로운 조직이 자리잡게 하여 피부를 젊게 유지하도록 해준다.

그러나 이러한 효소들이 자외선에 의해 과다하게 활성화되면 섬유의 분해가 비정상적으로 진행되어 결국 콜라겐섬유의 감소를 초래한다.

또 이에 의해 탄력섬유의 변성이 초래되어 피부의 탄력성이 떨어지고 주름을 만들어내게 된다.

장파장자외선은 피부를 자극하여 소위 자유기 혹은 활성산소라는 것을 만든다.

이 자유기는 주변물질과 매우 잘 반응하며, 이 과정에서 반응을 한 주변 조직에 손상을 준다.

세포의 막은 지방으로 되어 있는데, 이 자유기가 세포의 막과 반응을 하게 되면 세포막이 망가져 노폐물의 배출과 세포가 필요한 성분의 유입이 지장을 받게 된다.

또 세포막의 손상은 염증을 일으키는 매개물질의 생성으로 이어지며 이 염증이 여러 가지 경로를 통하여 노화를 일으키게 된다.

자외선이 피부에 미치는 장점과 단점을 요약해보면

장점은 살균 · 소독작용을 해준다는 점이다.

단점은 지속적인 햇빛노출에 의한 피부노화 촉진, 프로비타민 D를 체내에서 비타민 D로 활성, 비정상적인 색소침착을 유발하여 림프와 혈액순환을 촉진시켜서 신진대사 촉진, 홍반이나 부종 등의 피부장애를 유발할 수 있고, 피부암까지도 유발이 가능하다는 것이다.

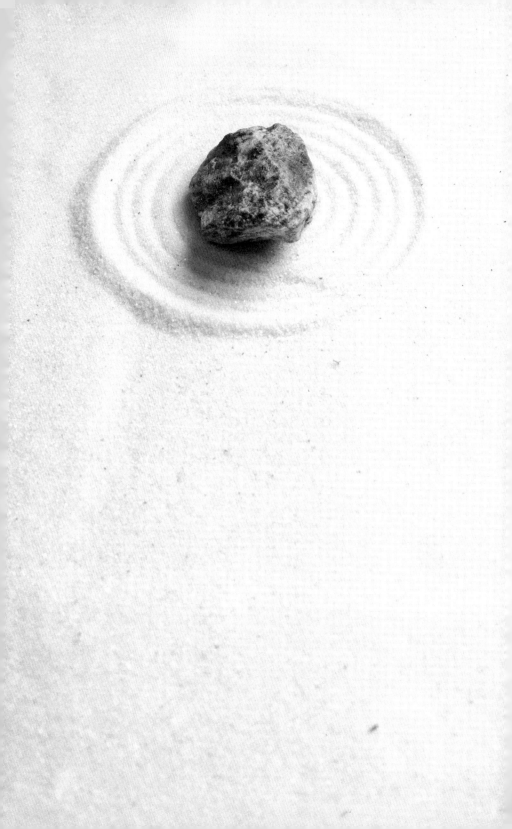

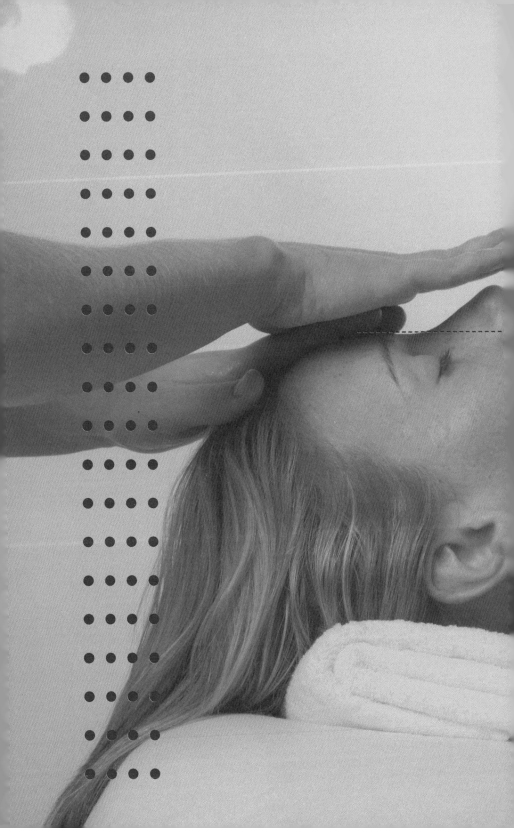

제4장

한방성형 무엇이든 물어보세요

다이아몬드가 쓰레기통 속에 던져진다고 조약돌로 변하는 것은 아
니다.
글쎄, 아가씨 가슴이 커지기를 바라지 마시고 마음이 커지기를 바
라는 것이 훨씬 아가씨를 매력적인 여자로 만들어 드린다니까요.
- 이외수 -

진료 현장에서 실제 접하게 되는 한방성형에 대한 질문들
을 보면서 자연성형에 대해 알아보자.

1. [눈성형] 눈 밑이 함몰되어 어두워 보여 문의 드립니다

1. 성별 : 여자
2. 나이 : 28세
3. 체중 : 현재 (55)kg, 최저 (53)kg, 최대 (57)kg
4. 키 : 164 cm
5. 내과적인 별다른 증상 없음

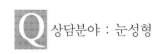

상담분야 : 눈성형

눈 밑이 어두운데 제가 봐서는 다크서클이라기보다 지방이 부족해 눈과 눈 아래 뼈 사이가 함몰되어 보입니다.

그래서 눈 밑에 그늘이 지고 어두운 느낌이 들게 됩니다. 단순히 색의 문제가 아니라 화장을 두껍게 해도 눈 밑에 항상 그늘이 있습니다. 이런 경우도 한방성형 방법이 있는지, 상담 받으러 가기 전에 한방성형 시 몇 차례 병원에 가야 하는지, 시술 과정이 어떻게 되는지, 비용은 어떻게 되는지 궁금합니다.

 답변

이런 경우는 한방에서 보면 중기(中氣)라는 것이 모자라서 나타나는 것입니다. 중기라고 하는 것은 인체의 중심에서 아래에서 위로 올라가는 중요한 기의 한 형태입니다.

정확한 진단은 직접 진료를 받으신 후에 말씀드리겠습니다만, 대개 중기가 부족한 사례들을 보면 체질적으로 소음인이고, 소화기에 문제를 동반한 경우가 많습니다. 이러한 경우 눈이 함몰되어 보이거나, 그늘져 보이는 현상이 나타나게 되어집니다. 또한 중기부족증이 나타나는 경우는 체형에도 변화를 유발하게 됩니다. 구부정한 자세를 하게 되거나 척추의 측만증을 겸하고 있는 경우가 적지 않습니다.

필요한 경우, 체형교정을 병행하시게 됩니다. 근육학적으로는 어깨근육증에 삼각근이라는 근육이 단단해지게 됩니다.

이러한 이유는 전체적인 밸런스 관점에서 찾을 수 있습니다.

충분히 시술 가능합니다. 아직 20대이시고, 소화기증상이 아주 심한 상태만 아니라면 5~10회 사이에서 충분히 효과를 보실 수 있습니다. 시술과정은 체형교정과 근육이완요법, 다항성형침이 주가 되실 겁니다.

필요한 경우 한약처방이 나갈 수 있습니다.

2. [팔자 주름] 안면리프팅과 팔자 주름 문의드립니다

1. 성별 : 여자
2. 나이 : 29세
3. 체중 : 현재 (54)kg
4. 키 : 169 cm
5. 소화기 질환 있음

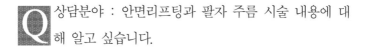 상담분야 : 안면리프팅과 팔자 주름 시술 내용에 대해 알고 싶습니다.

 답변

자연성형침에 대해서 잠시 말씀드리겠습니다. 성형침술은 보형물이나 약물의 보입없이 순수하게 침만으로 시술되어지는 시술입니다. 안면윤곽을 비롯하여 얼굴축소, 탄력, 주름개선에 특히 임상사례가 많고 효과가 탁월한 시술입니다.

성형침 프로그램은 참한 얼굴, 맑은 얼굴, 밝은 얼굴, 바른 얼굴의 4가지 시술 프로그램으로 진행되어집니다.

주름관련부분 시술은 '밝은 얼굴'에, 안면리프팅 관련시술은 '참한 얼굴' 프로그램에 참여하시면 됩니다. 시술 횟수는 피부 탄력, 근육, 전반적인 건강상태를 고려해서 정해지게 됩니다. 보통 상담자 분 정도의 연령대에서는 5회 정도 전후의 시술을 받게 됩니다. 피부상태, 연령, 내과적인 질환유무 등에 따라 필요한 시술과 횟수가 달라지게 되므로 직접 내원하셔서 상담받으시는 편이 훨씬 좋습니다. 다만, 기본적인 정보만으로 답변을 드린다면, 소화기쪽 문제를 다시 한번 확인해서 치료가 같이 병행되어야 할 경우도 있으니 참고하시기 바랍니다.

말씀하신 팔자 주름은 형태가 미약하거나, 안면골의 상태를 살펴야 하는 경우가 있을 수 있습니다.

3. [노인성형] 부모님께 어버이날 선물로 안면성형침을 해드리고 싶습니다

1. 성별 : 여자
2. 나이 : 37세
3. 체중 : 현재 (58)kg
4. 키 : 173 cm
5. 내과적인 질환 없음

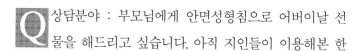 상담분야 : 부모님에게 안면성형침으로 어버이날 선물을 해드리고 싶습니다. 아직 지인들이 이용해본 한

의원이 없어서, 경험이 많다는 이곳에 들어와서 문의드립니다.
침만 맞으시는 것으로 하고 싶습니다.

 A 답변

한방성형은 2000년대 초기에 시작되어져, 현재는 시기적으
로 아직 도입전기에 해당됩니다. 최근 2년 사이에 매스컴에
소개되면서 빠른 속도로 알려지기 시작했습니다.

그와 함께 성형전문한의원들이 늘어가고 있는 추세입니다.
그간 한방성형침술은 많은 시술사례와 노하우를 축적해 왔습
니다. 한의사 대상 성형세미나들이 지속적으로 새로운 시술방
법과 사례들을 발표하는 자리를 만들어오고 있는 상태이며,
향후에도 한방성형의 연구와 교육사업은 지속되어질 것입니
다. 한방성형은 이제 '자연성형'이라는 용어를 사용하고 있습
니다.

이는 노화나 질병으로 인한 주름, 탄력저하, 피부톤 변화 등
을 양방적인 시술이나 약물의 사용없이 수기와 침만으로 시
술되어지는 다향성형술에 보다 적합한 표현이기 때문입니다.

시술에 대한 사례나 기대효과에 대한 부분은 내원하셔서
직접 확인해 보시길 바랍니다.

4. [구안와사] 오래된 구안와사, 꼭 고치고 싶습니다

1. 성별 : 여자
2. 나이 : 39세
3. 체중 : 현재 (54)kg, 최저 (51)kg, 최대 (56)kg

4. 키 : 163 cm
5. 내과적인 질환 없음

 상담분야 : 저는 5살도 안되었을 무렵 이런 병을 얻게 되었습니다.

다른 사람들처럼 입이 비뚫어져 있거나 하지는 않아서인지 무난하게 유년기를 보내고, 27살쯤 영등포한방병원을 알게 되어 한 3년 정도 침을 맞아서 입은 웃을 때 좀 돌아왔습니다. 그래도 그나마 침을 맞아서 이젠 웃어도 거의 티는 안납니다만, 입술을 파르르 떨고 벌리고 있으면 눈이 좀 안감겨서 주변에서 윙크하냐고 물어봅니다. 또 세수를 하면 비눗물이 눈으로 들어가서 빨개집니다.

고칠 수 있는 방법이 있는지 알고 싶습니다. 전에 어떤 병원에 갔더니 실같은 것으로 한쪽만 수술을 한다고 들었습니다만 원장님께 문의드립니다.

저는 안산에 사는 직장인이라 매일 병원에 가서 시술을 받는 것은 힘들고, 주말을 이용해서 치료를 받고 싶은데 가능한지요?

 답변

안면마비 후유증때문에 고민이시군요. 대체로 영유아기에 생기는 안면마비는 대상포진 바이러스에 의해서 생기는 경우가 많습니다.

이런 경우 성인에게 생기는 단순 안면마비보다 강한 후유증을 남기는 경우가 많은데요, 초기에 적절한 치료를 받지 못하고, 오랜기간이 지난 경우 되돌리기가 쉽지는 않습니다. 상담자의 경우에는 10여 년쯤 한방치료를 통해 어느 정도 회복이 되셨다면, 더 회복할 여지가 있으신 것 같습니다.

치료방법은 성형침치료법입니다. 성형침은 칼을 이용하거나, 뭘 집어넣거나 빼는 시술이 아니라, 안면부의 근육이나 경락과 오장육부의 기혈을 조절하여 얼굴의 형태변화를 가져오는 것입니다. 침치료를 통해 본래 가지고 있는 '형태'를 나타나게 하는 방법이라고 생각하시면 됩니다. 따라서 이전에 받으셨던 침치료보다 좀 더 적극적이고 자세한 침치료라고 생각하시면 될 듯합니다. 시술 전에 현재 상태에 따른 정확한 평가가 선행되어야 어느 정도 치료하셔야 할지를 말씀 드릴 수 있을 것 같습니다.

반드시 내원이 필요합니다. 내원하셔서 정확한 평가와 상담을 받아 보시길 바랍니다.

건강한 생활에 도움이 될 수 있으면 좋겠습니다.

5. [다크써클] 피부톤이 칙칙하고, 다크써클 때문에 문의 드립니다

1. 성별 : 여자
2. 나이 : 24세
3. 체중 : 현재 (50)kg, 최저 (40)kg, 최대 (60)kg
4. 키 : 163 cm
5. 내과적인 질환 없음

상담분야 : 안면성형

다향침 문의드립니다. 지금 24세이고 피부톤이 칙칙하고 얼굴 탄력과 나크서클 때문에 다향침 시술을 받고 싶습니다.

1. 보통 20대 여자 같은 경우 몇 회 정도 받습니까?
2. 기간은 어느 정도 간격으로 시술을 받아야 합니까? 홈페이지 글에는 관리를 월1회 받아야 한다고 나와 있는데 정확히 어떤 관리를 말하는지 모르겠습니다. 시술받아야 할 횟수를 다 받고 난 후에 주기적으로 월1회씩 계속 맞아 줘야 된다는 것인지, 아니면 월1회씩 와서 횟수를 채워 나가야 하는지 궁금합니다. 그리고 다향성형침은 요즘 한의원에서 많이들 하는지요?
3. 미소안면침, 약실을 피부에 넣는 침과 차이점이 무엇인가요? 이것들은 보통 주2회, 주1회 등 주마다 2회, 1회씩 방문해서 시술로 피부에 자극을 시켜줘야 효과가 좋다고 알고 있습니다.
   사실 이전에 미소안면침시술을 10회 받고, 지금은 근처 한의원에서 약실로 리프팅 시술을 받고 있습니다. 총 4회 시술에 2회가 더 남은 상태이고 이 리프팅 시술이 끝나면 다향성형침을 한 번 시술 받아 보고 싶습니다.
   왜냐하면 얼굴 브이라인 리프팅 효과는 있지만 약실을 이마, 다크서클이 있는 눈 주위 등 전체 얼굴에 주입은 못한다고 들어서입니다.

자극이 강해서 그렇다고 한 것 같습니다. 그래서 목, 이마, 얼굴 전체에 침을 놓아서 전체 얼굴을 개선하는 미소침을 다시 한번 시술 받을까 하던 중 다향성형침을 알게 되어 받아보고 싶은데 약실치료 후에 시술받아도 괜찮은지요? 시술이 끝나고 일정 기간이 지나고 받아야 부작용이라던지 효과 부분에서 더 크지 않을까 생각이 드는데 아닌가요?

4. 약실 치료가 끝난 후 바로 받아도 가능한지요? 그에 비해 월 1회라면 시술 간격이 꽤 긴 기간인데 시술의 원리가 어떻게 되는지요?

5. 시술 후 바로 일상생활이라던지, 화장이라던지, 붓기 등 회복기간이 필요한지요?

6. 치료 방법에 부항이 있는데 부항으로 시술하면 자국이 남지 않나요? 부항 치료 대신 큰 자국이 없는 다른 요법으로 바꾸는 것도 가능한지요?

A 답변

1번 질문에 대한 답변 : 회당 시술비용이라기보다는 증상의 개선에 대한 시술비용이 발생합니다. 20대 여성의 경우 피부톤의 개선은 3세트(시술 + 관리) 정도의 프로그램을 하시게 됩니다.

다크서클은 내부적인 문제를 해결해야 하는 경우가 대부분이어서 비용이 크지는 않지만 경우에 따라 2개월에서 3개월 가량 관리를 받으셔야 하는 경우도 있습니다. 저희 한의원에서 회당 시술비용을 받지 않는 이유는 동일하거나 월등한 효과가 있다면 10회에 비해 5회 시술이 시간적으로 경제적이라는 이유 때문입니다.

2번 질문에 대한 답변 : 간격은 주1회 시술을 받으시게 됩니다.

시술 횟수가 적은대신 1회 시술에 소요되는 시간은 다소 긴 편입니다. 대략 1시간~1시간 30분 정도를 예상하시면 됩니다. 사후관리는 월1회 내원하셔서 다향침의 시술효과가 잘 유지되도록 관리받으시게 되는 것입니다. 재시술은 6개월 내지 1년에 1~2회 정도 받으시면 됩니다.

3번 질문에 대한 답변 : 제가 한방성형을 시작한 것이 2005년부터이므로 벌써 햇수로는 6년이 됩니다.

그간 여러 가지 한방성형기법들을 익히고, 임상 케이스를 쌓아가면서 연구와 개발을 통해서 만들어진 성형침이 다향성형침입니다. 다향침은 체간의 균형과 오장육부의 조절을 기본으로 하면서, 안면골과 근육의 형태변화를 유도하는 시술입니다. 침과 함께 수기요법과 괄사, 갈바닉, 고주파 등의 간단한 기기관리가 병행되어집니다.

내원하시면 좀 더 자세한 내용에 대해서 정보를 얻으실 수 있습니다.

4번 질문에 대한 답변 : 약실 시술뿐 아니라, 다른 시술과 무관하게 시술되어질 수 있습니다.

5번 질문에 대한 답변 : 시술 후에 어떠한 부작용이나 과민반응은 없습니다. 오히려 전체적인 컨디션이 좋아지심을 느끼실 겁니다.

6번 질문에 대한 답변 : 주로 강남점에서 진료합니다.

저희 실장님께서 편안한 시간에 전화드려서, 진료안내를 해드리도록 하겠습니다.

7번 질문에 대한 답변 : 다항성형 프로그램은 계속 진화되어가고 있습니다. 죄송합니다만, 홈페이지 내용이 업데이트가 안 되었습니다.

부항을 하는 경우보다 최근에는 괄사(청자로 만들어진 도구 활용)를 활용하는 시술이 보다 효과적이여서 괄사시술을 병행합니다. 자국이 남거나 하지는 않습니다.

6. [안면홍조] 안면홍조에 대해서 문의 드립니다

1. 성별 : 여자
2. 나이 : 27세
3. 체중 : 현재 (45)kg, 최저 (42)kg, 최대 (48)kg
4. 키 : 155 cm
5. 내과질환 없음

 상담분야 : 안면홍조

안녕하세요. 안면홍조증이 있어서 상담드리려고 합니다.
제가 감정 변화에 따라 얼굴이 화끈거리고 양볼에 홍조가 생깁니다.
치료가 궁금해서 문의드립니다.

A 답변

안면홍조는 얼굴 붉힘증이라고도 합니다. 긴장하거나 매운 음식, 온도 차이, 스트레스 등에 의해서 갑자기 심장이 빨리 뛰게 되면, 얼굴이 붉어지는 증상입니다.

한의학적으로 안면홍조는 어혈과 소복부의 냉증으로 인해 나타나는 경우가 많습니다. 오히려 실제 열이 많아서 나타나는 경우는 흔치 않습니다. 어혈과 소복부의 냉증이라고 하는 것은 우리 몸의 심장에서 혈액이 전신에 퍼지게 되는데 이때 순환되지 못하고 정체되어진 혈액을 '어혈'이라고 합니다.

심장에서 복강으로 내려가는 혈액이 소복부가 차갑거나, 어혈로 인해 순환이 되지 못하는 상태가 '냉증'이라고 할 수 있습니다. 온도차나 감정, 피로, 스트레스 등의 이유로 인해 심장에서 혈액의 박출이 많아지는 상황에서 이 혈액이 복강 아래쪽으로 원활히 공급되지 못하고 막혀서 오히려 상부, 즉 얼굴로 올라가서 붉은 증상을 나타내는 것이 '안면홍조'입니다.

양방적인 개념과는 다른 관점으로 치료방법 및 원칙 또한 어혈을 풀고 소복을 따뜻하게 하는 것이 주목적이 됩니다. 시술은 등과 복부마사지를 통해서 기혈이 잘 소통되게 하는 기본을 만들고 나서, 성형침 시술을 통해서 안면부 경혈점과 근육에 자침하여 안면쪽의 순환을 원활히 하게 됩니다.

병행되어야 하는 치료 중에 호흡법과 녹차 등을 이용한 한
방팩 등이 병행되어질 수 있습니다. 증상에 따라 한약의 처
방이 필요한 경우도 있습니다.

참고로 당귀차가 효험을 발휘하는 경우가 많습니다.

7. [코성형] 한방침으로 코도 시술할 수 있나요?

1. 성별 : 여자
2. 나이 : 26세
3. 체중 : 현재 (50)kg
4. 키 : 173 cm
5. 내과적인 질환 없음

 상담분야 : 안면성형

한방침으로 코도 시술할 수 있나요? 코끝을 하고 싶은데,
가능한지와 비용에 대해 문의 드립니다.

 답변

자연성형침술은 보형물이나 약물의 보입 없이 순수하게 침
만으로 시술되어지는 프로그램입니다.

타 시술에 비해 매우 안정적이고 청결하면서 효과적인 시
술임을 자부하지만 안타깝게도 문의주신 코는 시술이 불가합
니다. 코끝을 높이는 시술을 하기 위해서는 보형물의 보입이
나 필러를 이용해야지만 가능한데 저희 한의원은 보형물 보

입을 하지 않는 것을 원칙으로 하고 있기 때문입니다. 원하시
는 답변을 드리지 못해 죄송합니다.

잠깐

> 자연성형시술에서 타고 태어난 골격이 자세나 사고 등으로
> 뒤틀린 것을 바로 잡는 것은 체형의 교정을 통해 기혈의 순환
> 을 바로 잡겠다는 것이지만, 선천적으로 타고난 골격이나 형
> 태를 인위적으로 변화시키는 것은 바람직하지 않다고 봅니다.

8. [다이어트+안면성형] 사각턱과 다이어트를 함께 하 고 싶어 문의 드립니다

1. 성별 : 여자
2. 나이 : 24세
3. 체중 : 현재 (60)kg, 최저 (57)kg, 최대 (62)kg
4. 키 : 166 cm
5. 내과적인 증상 없음

Q 상담분야 : 다이어트 + 사각턱

사각턱인데다가 식욕억제가 힘들어서 한방 다이어트를 받
아보고 싶습니다.
다이어트 치료와 안면침시술을 함께 하면 비용과 기간이
얼마나 드는지 궁금합니다.

A 답변

현재 166cm에 60kg이신데요. 오장육부와 기혈 순환 상태에

따라서 감량 목표가 달라집니다. 명확한 목표설정은 여러 가지 검사와 진찰을 통해서 정해집니다. 평균적으로 말씀을 드리겠습니다. 한 달 평균 원래 체중의 7~12% 정도가 감량 되십니다. 그 중 체지방은 평균 80%를 차지합니다(쉽게 말씀 드려 5kg 빠지면 그 중 평균 4kg 정도가 체지방으로 빠집니다). 체지방이 얼마나 빠지기 어려운지 알고 계실 것입니다. 그 만큼 실속있는 감량으로 이끌어 드리고 있습니다. 원장님 지도에 꼼꼼히 따라주시면 80%보다 훨씬 많이 감량되는 경우도 많습니다.

사각턱을 갸름하게 만드는 안면침의 경우

턱뼈 자체를 작게 만들 수는 없지만, 지나치게 발달되어 있는 근육을 축소시키고 늘어져 있는 피부를 탄력있게 만들어 브이라인을 만드는 방법입니다. 자연성형침은 안면침 뿐만 아니라 여러 가지 요법이 병행됩니다.

1) 기혈 순환을 돕는 괄사요법
2) 턱라인 변화를 위한 성형침요법
3) 안색 정리 및 피부결 개선을 위한 액와 및 복부마사지 관리

체형이 많이 틀어져 있는 경우에는 교정요법도 병행되기도 합니다.

9. [안면성형] 제가 얼굴이 비대칭인데, 시술이 가능한 지 문의 드립니다.

1. 성별 : 여자

2. 나이 : 24세

3. 체중 : 현재 (47)kg, 최저 (44)kg, 최대 (48)kg

4. 키 : 160 cm

5. 소화기 질환 있음

 상담분야 : 안면비대칭

제가 얼굴이 비대칭이거든요.

 답변

안면비대칭은 체형의 불균형에서 야기되는 경우가 거의 대부분입니다. 이런 경우 허리가 아프거나 어깨가 항상 뻐근하며, 머리도 맑지 못하고, 늘 피곤한 증상을 동반하는 경우가 많습니다(여성의 경우는 월경에도 영향을 줍니다). 이런 상태가 지속되면, 전반적인 컨디션의 저하를 가져오기도 합니다.

안면비대칭시술은 체형교정 안면정형술의 시술분야입니다.

시술은 체형분석 및 안면골 분석을 기본적으로 평가하여 시술기간이나 횟수 등을 정하게 됩니다. 체형교정 안면정형술은 자연성형침과 함께 추나교정치료 등 괄사 및 부항치료 등이 동시에 시술되어지는 프로그램입니다.

시술은 보통 5회로 이루어집니다. 상태에 따라 3~5회 추가 시술이 진행되는 경우도 있습니다.

Tip 피부노화를 막는 항산화제

우리 몸에서는 활성산소라는 것이 만들어집니다. 활성산소는 호흡을 통해 몸 안에 들어간 산소가 산화과정에 이용되면서 여러 대사과정에서 생성되어집니다.

이 활성산소는 스트레스, 환경오염, 자외선, 혈액순환 장애 등에 의해 과잉생산되어 생체조직을 공격하고 세포를 손상시키는데 손상의 정도에 따라 세포가 기능을 잃거나 변질되기도 합니다.

최근에는 노화억제를 위해 활성산소의 생성을 억제하는 항산화제들에 대한 연구가 많이 이루어지고 있습니다.

피부노화를 막는 항산화제에 대해서 알아보겠습니다.

1) 셀레늄
셀레늄이 들어 있는 최고의 식품으로는 해산물, 육류, 참치, 도정하지 않은 곡류, 탈지유로 만든 치즈와 닭고기 등이 있습니다.

셀레늄은 항산화 특성이 있을 뿐 아니라 불안을 덜어 주기도 합니다.

어느 대학의 연구에 의하면 5주 동안 하루 100mg의 셀레늄을 섭취했더니 대부분 불안한 기분이 덜하고 우울하거나 피곤한 것도 덜 느끼는 것으로 나타났습니다.

2) 베타카로틴
오렌지와 시금치 같은 녹색 채소, 당근과 고구마 등이 베타카로틴이 풍부한 식품입니다.

베타카로틴을 많이 섭취하면 폐, 입, 목, 식도, 후두, 위, 유방 및 방광의 암 발생 위험이 줄어든다고 합니다.

3) 비타민 C
모든 과일과 채소에 다 들어 있지만 특히 감귤류와 브로콜리, 고

추, 딸기에 많이 들어 있습니다.

노벨상 수상자이고 93세까지 장수했던 과학자 라이너스 폴링은, 하루에 비타민 C를 3,200~12,000mg까지 섭취하면 수명을 12년에서 18년까지 더 늘릴 수 있을 것이라고 했습니다.

4) 비타민 E

땅콩, 아몬드, 해바라기씨, 참깨, 밀눈 등의 견과류와 씨앗에 풍부하게 들어 있습니다.

하버드 대학 에릭 박사는 심장질환 예방에서 비타민 E가 큰 역할을 한다며 '비타민 E를 섭취하지 않는 것의 위험은 담배의 위험과 똑같다'라고 했습니다.

5) 기타 항산화제

비타민 B12. 비타민 A 피크노제놀 역시 좋은 항산화제입니다.

소나무 껍질에서 추출하는 피크노제놀은 이 글을 쓰고 있는 현재 우리가 구할 수 있는 가장 강력한 항산화제로서 환경 독소에 탁월한 효과를 보이는 것으로 증명되었습니다.

피크노제놀은 비타민 C보다 항산화 작용이 20배가 강하다고 합니다.

또 비타민 C를 활성화시켜서 비타민 C가 우리 몸에서 빠져나가기 전에 효능을 십분 발휘하게 해줍니다.

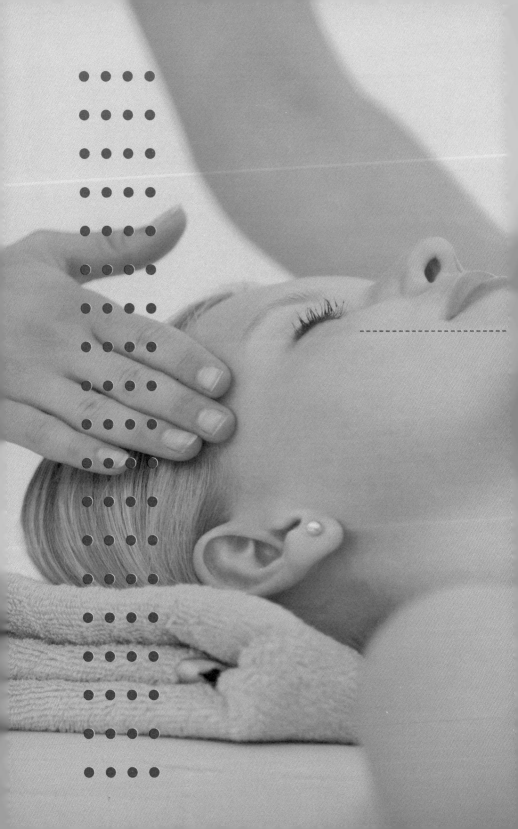

제5장

한방성형 진료후기

– 침 한 번으로 이렇게 달라질 줄 몰랐어요

1. [한방성형 / 안면축소 / 부종] 성형침 두 번 맞고 늘 달고 있던 어깨, 목, 두통의 증상이 사라졌어요.

평소 중소기업 마케팅 디자이너로 왕성한 활동을 하고 계시는 40대 여성입니다. 강의와 방송, 출판 등의 작업으로 인해 피로가 많이 겹쳐 있었습니다. 어깨와 목, 머리가 항시 무겁고, 피로로 인한 순환장애로 다소 부종의 증상이 있었습니다.

시술은 우리 몸의 소통의 중심이 되는 등쪽의 독맥과 복부의 경혈 등에 다향성형침시술을 하였습니다. 체내의 독소배출을 위한 다향차와 정혈단을 시술 전에 복용하게 하였습니다.

이용후기

직업상 많은 사람들 앞에서 강의도 하고 TV에 출연도 하게 되었는데 아무래도 40대 넘어가면서 눈 밑 주름이나 턱선이 신경 쓰였습니다. 경락을 받아도 그때뿐이고 어깨 결림은 항상 달고 살았구요.
오늘 두 번째 한방성형을 받았는데 가장 좋은 것은 머리가 상쾌해진 점, 눈이 피로하지 않은 점, 어깨가 시원해진 점입니다.
피부가 원래 하얀 편으로 탄력저하가 느껴졌는데 탄력 있게 보여서 기뻐요.
다섯 번의 관리가 기대가 됩니다.

2. [한방미용 / 미백·탄력] 딱 한 번 시술했을 뿐인데 피부색이
  환해져서 직장동료들이 궁금해해요.

  30대의 전문직 여성이었습니다. 큰 키에 미인형 얼굴로 피
부가 하얗게 맑았습니다.

  최근 업무량이 많아지고, 스트레스로 인해 부쩍 피부가 나
빠지는 것을 느끼고 내원하시게 되었습니다.

  독소배출을 위한 복부, 등, 액와의 괄사요법과 다향성형침,
그리고 미세약초침 시술을 병행하셨습니다.

이용후기

피부 걱정은 하지 않고 살았었는데(친구들 사이에서 가장 피부 좋은 아
이로 불렸었답니다) 사람들 말처럼 피부가 나빠지는 건 '한순간'인
것 같았어요. 나빠지는 건 한순간인데 다시 되돌리는 건 왜 그리
어려운지...
회사를 다니다보니 과중한 업무에 스트레스, 건조한 사무실 공기,
연일 이어지는 회식과 술자리 등 한 번 나빠진 피부는 관리실을 다
녔지만 큰 효과를 보지 못했습니다. 그러다가 우연히 '한방피부관
리'란 걸 알게 됐고 자신감 있게 권해주시는 한의원 가족 분들에게
믿음이 가서 첫 시술을 받았습니다.
관리실과는 달리 전문가인 원장님께서 직접 시술을 해 주시면서 피
부가 좋아지는 원리와 단계에 대해서 전문적인 설명도 해 주시고
또 직접 받아보니 얼굴 표면만이 아닌, 피부 속에서부터 깨끗해지
는 느낌이 이런 거구나 하는 생각이 들었습니다. 딱 한 번 시술을
했을 뿐인데 피부색이 환해져서 직장 동료들이 굉장히 궁금해 합니
다.
무슨 치료를 받고 있냐구요.
얼굴색이 밝아지고 붓기도 빠져서 너무 기쁘구요, 제 동료들에게도
추천하려고 합니다.

3. **[한방미용 / 미백·탄력] 거울을 볼 때마다 맨 얼굴의 내 피부가 너무 투명해져서 자신감마저 들어요.**

40대 후반이시지만, 하얀 피부와 시원한 눈매의 미인형 얼굴을 가지셔서 나이만큼 보이지는 않으셨는데, 나이가 들면서 피부톤이 탁해지는 것을 걱정하여 상담을 받으셨습니다.

다른 부분에 대한 관리나 치료가 없이, 미세약초침술만으로도 충분한 효과를 보실 수 있어서 간략한 시술에 들어가시게 되었습니다.

활짝 웃는 모습이 매력적인 분이셨던 기억이 납니다.

이용후기

나이가 들면서 자꾸 늘어가는 색소때문에 필링이란 것을 한 번은 해야겠다고 생각하고 미루어 왔었는데, 우연히 아는 분이 한방시술을 해보고 효과를 보았다고 추천하시길래 처음에는 반신반의한 기분으로 받게 되었습니다.

2회째 받은 지금 주위 사람들에게 얼굴색이 좋아졌다는 얘길 듣고 기분이 너무 좋았습니다. 40대 후반에 들어서는 내게 '한방미용' 시술은 정말 내 또래 나이의 중년에게 꼭 권하고 싶은 시술인 것 같습니다.

특히 시술 중에도 많은 정보로 이해를 시켜주신 김경모 원장님 말씀을 듣고 어느새 나도 모르게 벌써 홍보대사가 되어가고 있습니다.

거울을 볼 때마다 맨 얼굴의 내 피부가 너무 투명하고 깨끗해져서 자신감마저 듭니다.

4. [한방성형 / 사각턱] 다향성형침 세 번 맞았는데 벌써 눈에 띄는 효과가 있어요.

웃는 모습이 너무 선한 20대 중반의 취업준비생이었습니다.

시술 받으시는 중에 원하는 곳에 취직도 돼서, 저에게 늘 행복바이러스를 퍼뜨려준 분이었던 기억이 납니다.

제가 선물로 좋아하는 책도 한 권 선물해드렸는데……

다시 한번 사회인이 되신 것 축하드리고, 설레이는 미래를 잘 설계하시길 바랍니다.

이용후기

다향한방성형침 시술 중입니다.

오늘이 세 번째인데 벌써 눈에 띄는 효과가 있습니다.

사각턱이 거울을 볼 때마다 신경 쓰였는데 얼굴이 축소가 조금씩 되면서 사각턱 라인도 꽤 줄었습니다.

매일 거울을 보면서 변화를 느끼고 있습니다. 원장님이 너무 친절하시고 젠틀하셔서 늘 기분좋게 왔다 갑니다. 성형침외에도 서비스로 형상재생술 시술도 해주시고 정말 좋았습니다.

앞으로 남은 시술기간이 기대가 됩니다.

아 참‼ 얼굴에 무언가를 주입하지 않고 침만으로 해주셔서 더욱 좋습니다.

괄사랑 팩도 해주시는데 피부가 뽀송뽀송해진답니다.

5. [한방성형 / 성형부작용] 마지막 희망을 걸어보고자 다항을 방문 하길 잘한 것 같아요

처음 한의원에 내원하셨을 때 얼굴이 너무 근심에 쌓여 있었던 것이 기억납니다. 자가지방이식술 이후에 부작용으로 인해 몸도 마음도 많이 지쳐 있으셨다고 하셨습니다.

자가지방이식술 전에 사진을 조심스레 꺼내보이던 그 얼굴, 그 얼굴에 미소를 찾아드리고 싶었습니다. 그렇게 시작되었던 만남이었습니다. 이제는 웃는 모습을 자주 봅니다.

영화관에서 마주쳤을 때 환하게 웃으며 "영화 재미있게 보세요"라고 하던 모습도 떠오릅니다.

이용후기

처음 다항한의원을 방문했을 때는 자가지방이식 수술 실패로 인한 상실감과 다시 예전 얼굴로 돌아갈 수 없을 것 같은 불안감으로 몸도 마음도 모두 엉망이었습니다.

한방으로 성형을 할 수 있다는 걸 너무 늦게 알게 되어 성형수술의 피해가 이미 발생한 후에 방문하게 된 것이 너무 때늦은 후회로 남았습니다.

이미 엉망이 되어버린 얼굴이지만 정말 마지막 희망을 걸어보고자 다항을 방문하길 잘한 것 같습니다. 지방이식 수술 실패 후 교정수술도 실패한터라 얼굴의 좌우비대칭도 심각했고 울퉁불퉁한 이마, 퉁퉁 부은 두 눈, 뭐하나 정상이 아닌지라 우울증과 불안, 불면증으로 밝았던 성격까지 모두 변했었는데 다항에서 치료를 받고부터 얼굴색도 화사해지고 좌우비대칭인 얼굴도 점차 균형을 잡기 시작하면서 변화되는 얼굴만큼이나 불안감은 사라지고 밝은 미소를 찾게 되었습니다.

매일 반복되는 과중한 업무로 건강도, 얼굴살도 노화가 걱정이라

늘 콤플렉스였는데 지금은 볼살도 통통해지고 점점 이뻐지고 있어서 원장님을 믿고 따라오길 잘했다는 생각이 듭니다.

침 몇 번으로 이런 효과를 볼 수 있다는 것이 너무 신기하기도 합니다. 무엇보다 항상 상냥하고 밝게 힘든 시간을 함께 도와주신 간호사 선생님들과 믿음과 희망을 주신 원장님께 너무 감사드립니다.

6. [한방성형 / 성형부작용] 눈 밑 주름 수술 후유증으로 속상했는데, 다향성형침 맞고 마음도 밝아졌습니다.

양방성형 시술 후에 오히려 눈 밑 주름이 더 심해져서, 우울증까지 오셨던 40대 후반의 여성입니다. 마음이 많이 여려보이시는 선한 인상을 가지셨습니다. 처음 상담을 할 때, "아~ 이 분은 마음이 많이 그늘져 계시구나"하는 생각이 들었습니다.

"하루에도 몇 번씩 거울에 비친 모습으로 기분이 천당과 지옥을 왔다갔다 하신다"는 말이 너무 힘겨워 보였습니다.

그래서 숙제를 드렸습니다. "매일 아침 거울을 보면서, '와~ 이뻐졌네' 라고 하세요"라고.

얼굴은 '얼'을 담고 있는 '골짜기' 입니다. 마음이 밝아져야 얼굴이 밝아짐을 명심해야 합니다.

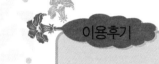

이용후기

40대 후반 자글자글한 눈 밑 주름이 신경 쓰여서 양방에서 눈 밑 주름 수술을 받았습니다. 그런데 수술이 잘못 되어서 눈은 계속 땡기고 주름은 전보다 더 많이 생겨서 너무 속상하고 우울한 나날을 보내고 있다가 한방침이 성형부작용 후유증도 치료할 수 있다는 정보를 듣고 다향한방침을 맞게 되었습니다.

처음 상담 시 밝고 웃는 표정으로 무척 친절하게 상담하여 주셔서 우선 마음이 안정되었습니다. 첫 회 시술을 받고 나서 쭈글쭈글한 눈 옆이 펴져서 옛날의 인상으로 돌아온 듯하여 너무 좋았고 침의 효과를 실감하기도 하였습니다. 더욱이 우울하던 마음이 많이 밝아지고 계속 받으면 좋아질 거라는 기대가 큽니다. 한방침으로 마음도 몸도 얼굴도 건강하고 아름답게 고쳐주셔서 감사합니다.

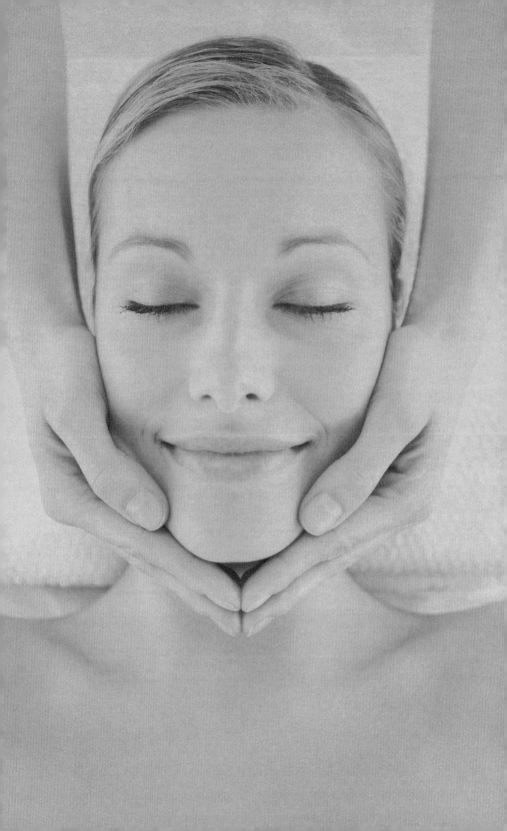

가림출판사 · 가림M&B · 가림Let's에서 나온 책들

문 학

바늘구멍
켄 폴리트 지음 / 홍영의 옮김
신국판 / 342쪽 / 5,300원

레베카의 열쇠
켄 폴리트 지음 / 손연숙 옮김
신국판 / 492쪽 / 6,800원

암병선
니시무라 쥬코 지음 / 홍영의 옮김
신국판 / 300쪽 / 4,800원

첫키스한 얘기 말해도 될까
김정미 외 7명 지음 / 신국판 / 228쪽 / 4,000원

사미인곡 上·中·下
김충호 지음 / 신국판 / 각 권 5,000원

이내의 끝자리
박수완 스님 지음 / 국판변형 / 132쪽 / 3,000원

너는 왜 나에게 다가서야 했는지
김충호 지음 / 국판변형 / 124쪽 / 3,000원

세계의 명언
편집부 엮음 / 신국판 / 322쪽 / 5,000원

여자가 알아야 할 101가지 지혜
제인 아서 엮음 / 지창국 옮김
4×6판 / 132쪽 / 5,000원

현명한 사람이 읽는 지혜로운 이야기
이정민 엮음 / 신국판 / 236쪽 / 6,500원

성공적인 표정이 당신을 바꾼다
마츠오 도우루 지음 / 홍영의 옮김
신국판 / 240쪽 / 7,500원

태양의 법
오오카와 류우호오 지음 / 민병수 옮김
신국판 / 246쪽 / 8,500원

영원의 법
오오카와 류우호오 지음 / 민병수 옮김
신국판 / 240쪽 / 8,000원

석가의 본심
오오카와 류우호오 지음 / 민병수 옮김
신국판 / 246쪽 / 10,000원

옛 사람들의 재치와 웃음
강형중 · 김경의 편저 / 신국판 / 316쪽 / 8,000원

지혜의 쉼터
쇼펜하우어 지음 / 김충호 엮음
4×6판 양장본 / 160쪽 / 4,300원

헤세가 너에게
헤르만 헤세 지음 / 홍영의 엮음
4×6판 양장본 / 144쪽 / 4,500원

사랑보다 소중한 삶의 의미
크리슈나무르티 지음 / 최윤영 엮음
신국판 / 180쪽 / 4,000원

장자—어찌하여 알 속에 털이 있다 하는가
홍영의 엮음 / 4×6판 / 180쪽 / 4,000원

논어—배우고 때로 익히면 즐겁지 아니한가
신도희 엮음 / 4×6판 / 180쪽 / 4,000원

맹자—가까이 있는데 어찌 먼 데서 구하려 하는가
홍영의 엮음 / 4×6판 / 180쪽 / 4,000원

아름다운 세상을 만드는 사랑의 메시지 365
DuMont monte Verlag 엮음 / 정성호 옮김
4×6판 변형 양장본 / 240쪽 / 8,000원

황금의 법
오오카와 류우호오 지음 / 민병수 옮김
신국판 / 320쪽 / 12,000원

왜 여자는 바람을 피우는가?
기젤라 룬테 지음 / 김현성 · 진정미 옮김
국판 / 200쪽 / 7,000원

세상에서 가장 아름다운 선물
김인자 지음 / 국판변형 / 292쪽 / 9,000원

수능에 꼭 나오는 한국 단편 33
윤종필 엮음 / 신국판 / 704쪽 / 11,000원

수능에 꼭 나오는 한국 현대 단편 소설
윤종필 엮음 및 해설 / 신국판 / 364쪽 / 11,000원

수능에 꼭 나오는 세계단편(영미권)
지창영 옮김 / 윤종필 엮음 및 해설
신국판 / 328쪽 / 10,000원

수능에 꼭 나오는 세계단편(유럽권)
지창영 옮김 / 윤종필 엮음 및 해설
신국판 / 360쪽 / 11,000원

대왕세종 1·2·3
박충훈 지음 / 신국판 / 각 권 9,800원

세상에서 가장 소중한 아버지의 선물
최은경 지음 / 신국판 / 144쪽 / 9,500원

건 강

아름다운 피부미용법
이순희(한독피부미용학원 원장) 지음
신국판 / 296쪽 / 6,000원

버섯건강요법
김병각 외 6명 지음 / 신국판 / 286쪽 / 8,000원

성인병과 암을 정복하는 유기게르마늄
이상현 편저 / 캬오 샤오이 감수
신국판 / 312쪽 / 9,000원

난치성 피부병
생약효소연구원 지음 / 신국판 / 232쪽 / 7,500원

新 방약합편
정도명 편역 / 신국판 / 416쪽 / 15,000원

자연치료의학
오홍근(신경정신과 의학박사 · 자연의학박사) 지음
신국판 / 472쪽 / 15,000원

약초의 활용과 가정한방
이인성 지음 / 신국판 / 384쪽 / 8,500원

역전의학
이시하라 유미 지음 / 유태종 감수
신국판 / 286쪽 / 8,500원

이순희식 순수피부미용법
이순희(한독피부미용학원 원장) 지음
신국판 / 304쪽 / 7,000원

21세기 당뇨병 예방과 치료법
이현철(연세대 의대 내과 교수) 지음
신국판 / 360쪽 / 9,500원

신재용의 민의학 동의보감
신재용(해성한의원 원장) 지음 / 신국판 / 476쪽 /

치매 알면 치매 이긴다
배오성(백상한방병원 원장) 지음
신국판 / 312쪽 / 16,000원

21세기 건강혁명 밥상 위의 보약 생식
최경순 지음 / 신국판 / 348쪽 / 9,800원

기치유와 기공수련
윤한홍(기치유 연구회 회장) 지음
신국판 / 340쪽 / 12,000원

만병의 근원 스트레스 원인과 퇴치
김지혁(김지혁한의원 원장) 지음
신국판 / 324쪽 / 9,500원

김종성 박사의 뇌졸중 119
김종성 지음 / 신국판 / 356쪽 / 12,000원

탈모 예방과 모발 클리닉
장정훈 · 전재홍 지음 / 신국판 / 252쪽 / 8,000원

구태규의 100% 성공 다이어트
구태규 지음 / 4×6배판 변형 / 240쪽 / 9,900원

암 예방과 치료법
이춘기 지음 / 신국판 / 296쪽 / 11,000원

알기 쉬운 위장병 예방과 치료법
민영일 지음 / 신국판 / 328쪽 / 9,900원

이온 체내혁명
노보루 야마노이 지음 / 김병관 옮김
신국판 / 272쪽 / 9,500원

어혈과 사혈요법
정지천 지음 / 신국판 / 308쪽 / 12,000원

약손 경락마사지로 건강미인 만들기
고정환 지음 / 4×6배판 변형 / 284쪽 / 15,000원

정유정의 LOVE DIET
정유정 지음 / 4×6배판 변형 / 196쪽 / 10,500원

머리에서 발끝까지 예뻐지는 부분다이어트
신상만 · 김선민 지음 / 4×6배판 변형
196쪽 / 11,000원

알기 쉬운 심장병 119
박승정 지음 / 신국판 / 248쪽 / 9,000원

알기 쉬운 고혈압 119
이정균 지음 / 신국판 / 304쪽 / 10,000원

여성을 위한 부인과질환의 예방과 치료
차선희 지음 / 신국판 / 304쪽 / 10,000원

알기 쉬운 아토피 119

이승규 · 임승엽 · 김문호 · 안유일 지음
신국판 / 232쪽 / 9,500원

120세에 도전한다
이권행 지음 / 신국판 / 308쪽 / 11,000원

건강과 아름다움을 만드는 요가
정판식 지음 / 4×6배판 변형 / 224쪽 / 14,000원

우리 아이 건강하고 아름다운 롱다리 만들기
김성훈 지음 / 대국전판 / 236쪽 / 10,500원

알기 쉬운 허리디스크 예방과 치료
이종서 지음 / 대국전판 / 328쪽 / 12,000원

소아과 전문의에게 듣는 알기 쉬운 소아과 119
신영규 · 이강우 · 최성항 지음
4×6배판 변형 / 280쪽 / 14,000원

피가 맑아야 건강하게 오래 살 수 있다
김영찬 지음 / 신국판 / 256쪽 / 10,000원

웰빙형 피부 미인을 만드는 나만의 셀프 피부건강
양해원 지음 / 대국전판 / 144쪽 / 10,000원

내 몸을 살리는 생활 속의 웰빙 항암 식품
이승남 지음 / 대국전판 / 248쪽 / 9,800원

마음한글, 느낌한글
박완식 지음 / 4×6배판 / 300쪽 / 15,000원

웰빙 동의보감식 발마사지 10분
최미희 지음 / 신재용 감수
4×6배판 변형 / 204쪽 / 13,000원

아름다운 몸, 건강한 몸을 위한 목욕 건강 30분
임혜성 지음 / 신국판 / 176쪽 / 9,500원

내가 만드는 한방생주스 60
김영섭 지음 / 신국판 / 112쪽 / 7,000원

몸을 살리는 건강식품
백은희 · 조창호 · 최양진 지음
신국판 / 384쪽 / 11,000원

건강도 키우고 성적도 올리는 자녀 건강
김진돈 지음 / 신국판 / 304쪽 / 12,000원

알기 쉬운 간질환 119
이관식 지음 / 신국판 / 264쪽 / 11,000원

밥으로 병을 고친다
허봉수 지음 / 대국전판 / 352쪽 / 13,500원

알기 쉬운 신장병 119
김형규 지음 / 신국판 / 240쪽 / 10,000원

마음의 감기 치료법 우울증 119
이민수 지음 / 대국전판 / 232쪽 / 9,800원

관절염 119
송영욱 지음 / 대국전판 / 224쪽 / 9,800원

내 딸을 위한 미성년 클리닉
강병문 · 이향아 · 최정원 지음
국판 / 148쪽 / 8,000원

암을 다스리는 기적의 치유법
케이 세이헤이 감수
카와키 나리카즈 지음 / 민병수 옮김 /
신국판 / 256쪽 / 9,000원

스트레스 다스리기
대한불안장애학회 스트레스관리연구특별위원회 지음
신국판 / 304쪽 / 12,000원

천연 식초 건강법
건강식품연구회 엮음 / 신재용(해성한의원 원장) 감수
신국판 / 252쪽 / 9,000원

암에 대한 모든 것
서울아산병원 암센터 지음 / 신국판 / 360쪽 /
13,000원

알록달록 컬러 다이어트
이승남 지음 / 국판 / 248쪽 / 10,000원

당신도 부모가 될 수 있다
정병준 지음 / 신국판 / 268쪽 / 9,500원

키 10cm 더 크는 키네스 성장법
김양수 · 이종균 · 최형규 · 표재환 · 김문희 지음
대국전판 / 312쪽 / 12,000원

당뇨병 백과
이현철 · 송영득 · 안철우 지음
4×6배판 변형 / 396쪽 / 16,000원

호흡기 클리닉 119
박성학 지음 / 신국판 / 256쪽 / 10,000원

키 쑥쑥 크는 롱다리 만들기
롱다리 성장클리닉 원장단 지음
4×6배판 변형 / 256쪽 / 11,000원

내 몸을 살리는 건강식품
백은희 · 조창호 · 최양진 지음
신국판 / 368쪽 / 11,000원

내 몸에 맞는 운동과 건강
하철수 지음 / 신국판 / 264쪽 / 11,000원

알기 쉬운 척추 질환 119
김수연 지음 / 신국판 변형 / 240쪽 / 11,000원

베스트 닥터 박승정 교수팀의 심장병 예방과
치료
박승정 외 5인 지음 / 신국판 / 264쪽 / 10,500원

암 전이 재발을 막아주는 한방 신치료 전략
조종관 · 유화승 지음 / 신국판 / 308쪽 / 12,000원

식탁 위의 위대한 혁명 사계절 웰빙 식품
김진돈 지음 / 신국판 / 284쪽 / 12,000원

우리 가족 건강을 위한 신종플루 대처법
우준희 · 김태형 · 정진원 지음 / 신국판 변형 /
172쪽 / 8,500원

스트레스가 내 몸을 살린다
대한불안의학회 스트레스관리특별위원회 지음 /
신국판 / 296쪽 / 13,000원

우리 교육의 창조적 백색혁명
원상기 지음 / 신국판 / 206쪽 / 6,000원

현대생활과 체육
조창남 외 5명 공저 / 신국판 / 340쪽 / 10,000원

퍼펙트 MBA
IAE유학네트 지음 / 신국판 / 400쪽 / 12,000원

유학길라잡이 I - 미국편
IAE유학네트 지음 / 4×6배판 / 372쪽 / 13,900원

유학길라잡이 II - 4개국편
IAE유학네트 지음 / 4×6배판 / 348쪽 / 13,900원

조기유학길라잡이.com
IAE유학네트 지음 / 4×6배판 / 428쪽 / 15,000원

현대인의 건강생활
박상호 외 5명 공저 / 4×6배판 / 268쪽 / 15,000원

천재아이로 키우는 두뇌훈련
나카마츠 요시로 지음 / 민병수 옮김
국판 / 288쪽 / 9,500원

두뇌혁명
나카마츠 요시로 지음 / 민병수 옮김
4×6판 양장본 / 288쪽 / 12,000원

테마별 고사성어로 익히는 한자
김영익 지음 / 4×6배판 변형 / 248쪽 / 9,800원

生생 공부비법
이슨승 지음 / 대국전판 / 272쪽 / 9,500원

자녀를 성공시키는 습관만들기
배은경 지음 / 대국전판 / 232쪽 / 9,500원

한자능력검정시험 1급
한자능력검정시험연구위원회 편저
4×6배판 / 568쪽 / 21,000원

한자능력검정시험 2급
한자능력검정시험연구위원회 편저
4×6배판 / 472쪽 / 18,000원

한자능력검정시험 3급(3급II)
한자능력검정시험연구위원회 편
4×6배판 / 440쪽 / 17,000원

한자능력검정시험 4급(4급II)
한자능력검정시험연구위원회 편
4×6배판 / 352쪽 / 15,000원

한자능력검정시험 5급
한자능력검정시험연구위원회 편저
4×6배판 / 264쪽 / 11,000원

한자능력검정시험 6급
한자능력검정시험연구위원회 편저
4×6배판 / 168쪽 / 8,500원

한자능력검정시험 7급
한자능력검정시험연구위원회 편저
4×6배판 / 152쪽 / 7,000원

한자능력검정시험 8급
한자능력검정시험연구위원회 편저
4×6배판 / 112쪽 / 6,000원

볼링의 이론과 실기
이태상 지음 / 신국판 / 192쪽 / 9,000원

고사성어로 끝내는 천자문
조준상 글 · 그림 / 4×6배판 / 216쪽 / 12,000원

논술 종합 비타민
김종성 지음 / 신국판 / 200쪽 / 9,000원

내 아이 스타 만들기
김민성 지음 / 신국판 / 200쪽 / 9,000원

교육 1번지 강남 엄마들의 수험생 자녀 관리
황송주 지음 / 신국판 / 288쪽 / 9,500원

초등학생이 꼭 알아야 할 위대한 역사 상식
우진영 지음 /
4×6배판 변형 / 228쪽 / 9,500원

초등학생이 꼭 알아야 할 행복한 경제 상식
우진영 · 전선심 지음
4×6배판 변형 / 224쪽 / 9,500원

초등학생이 꼭 알아야 할 재미있는 과학상식
우진영 · 정경희 지음
4×6배판 변형 / 220쪽 / 9,500원

한자능력검정시험 3급 · 3급II
한자능력검정시험연구위원회 편저

4×6판 / 380쪽 / 7,500원

교과서 속에 꼭꼭 숨어있는 이색박물관 체험
이신화 지음 / 대국전판 / 248쪽 / 12,000원

초등학생 독서 논술(저학년)
책마루 독서교육연구회 지음
4×6배판 변형 / 244쪽 / 14,000원

초등학생 독서 논술(고학년)
책마루 독서교육연구회 지음
4×6배판 변형 / 236쪽 / 14,000원

놀면서 배우는 경제
김솔 지음 / 신국판 / 196쪽 / 10,000원

건강생활과 레저스포츠 즐기기
강선희 외 11명 공저 / 4×6배판 / 324쪽 / 18,000
원

아이의 미래를 바꿔주는 좋은 습관
배은경 지음 / 신국판 / 216쪽 / 9,500원

다중지능 아이의 미래를 바꾼다
이소영 외 6인 지음 / 신국판 / 232쪽 / 11,000원

체육학 자연과학 및 사회과학 분야의 석 · 박사
학위 논문, 학술진흥재단 등재지, 등재후보지와
관련된 학회지 논문 작성법
하철수 · 김봉경 지음 / 신국판 / 336쪽 / 15,000
원

공부가 제일 쉬운 공부 달인 되기
이은승 지음 / 신국판 / 256쪽 / 10,000원

글로벌 리더가 되려면 영어부터 정복하라
서재희 지음 / 신국판 / 276쪽 / 11,500원

중국현대30년사
정재일 지음 / 신국판 / 364쪽 / 20,000원

생활호신술 및 성폭력의 유형과 예방
신현무 지음 / 신국판 / 228쪽 / 13,000원

글로벌 리더가 되는 최강속독법
권혁천 지음 / 신국판 / 336쪽 / 15,000원

디지털 시대의 여가 및 레크리에이션
박세혁 지음 / 4×6배판 양장 / 404쪽 / 30,000원

김진국과 같이 배우는 와인의 세계
김진국 지음
국배판 변형 양장본(올컬러) / 208쪽 / 30,000원

배스낚시 테크닉
이종건 지음 / 4×6배판 / 440쪽 / 20,000원

나도 디지털 전문가가 될 수 있다!!!
이승훈 지음 / 4×6배판 / 320쪽 / 19,200원

건강하고 아름다운 동양란 기르기
난마을 지음 / 4×6배판 변형 / 184쪽 / 12,000원

애완견114
황양원 엮음 / 4×6배판 변형 / 228쪽 / 13,000원

경제경영

CEO가 될 수 있는 성공법칙 101가지
김승룡 편역 / 신국판 / 320쪽 / 9,500원
정보소프트
김승룡 지음 / 신국판 / 324쪽 / 6,000원
기획대사전
다카하시 겐코 지음 / 홍영의 옮김
신국판 / 552쪽 / 19,500원
맨손창업 · 맞춤창업 BEST 74
양혜숙 지음 / 신국판 / 416쪽 / 12,000원
무자본, 무점포 창업! FAX 한 대면 성공한다
다카시로 고시 지음 / 홍영의 옮김
신국판 / 226쪽 / 7,500원
성공하는 기업의 인간경영
중소기업 노무 연구회 편저 / 홍영의 옮김
신국판 / 368쪽 / 11,000원
21세기 IT가 세계를 지배한다
김광희 지음 / 신국판 / 380쪽 / 12,000원
경제기사로 부자아빠 만들기
김기태 · 신현태 · 박근수 공저
신국판 / 388쪽 / 12,000원
포스트 PC의 주역 정보가전과 무선인터넷
김광희 지음 / 신국판 / 356쪽 / 12,000원
성공하는 사람들의 마케팅 바이블
채수명 지음 / 신국판 / 328쪽 / 12,000원
느린 비즈니스로 돌아가라
사카모토 게이이치 지음 / 정성호 옮김
신국판 / 276쪽 / 9,000원
적은 돈으로 큰돈 벌 수 있는 부동산 재테크
이원재 지음 / 신국판 / 340쪽 / 12,000원
바이오혁명
이주영 지음 / 신국판 / 328쪽 / 12,000원
성공하는 사람들의 자기혁신 경영기술
채수명 지음 / 신국판 / 344쪽 / 12,000원
CFO
교텐 토요오 · 타하라 오키시 지음
민병수 옮김 / 신국판 / 312쪽 / 12,000원
네트워크시대 네트워크마케팅
임동학 지음 / 신국판 / 376쪽 / 12,000원

성공리더의 7가지 조건
다이앤 트레이시 · 윌리엄 모건 지음
지창영 옮김 / 신국판 / 360쪽 / 13,000원
김종결의 성공창업
김종결 지음 / 신국판 / 340쪽 / 12,000원
최적의 타이밍에 내 집 마련하는 기술
이원재 지음 / 신국판 / 248쪽 / 10,500원
컨설팅 세일즈
임동학 지음 / 대국전판 / 336쪽 / 13,000원
연봉 10억 만들기
김농주 지음 / 국판 / 216쪽 / 10,000원
주5일제 근무에 따른 한국형 주말창업
최효진 지음 / 신국판 변형 양장본 / 216쪽 /
10,000원
돈 되는 땅 돈 안되는 땅
김영준 지음 / 신국판 / 320쪽 / 13,000원
돈 버는 회사로 만들 수 있는 109가지
다카하시 도시노리 지음 / 민병수 옮김
신국판 / 344쪽 / 13,000원
프로는 디테일에 강하다
김미현 지음 / 신국판 / 248쪽 / 9,000원
머투데이 송복규 기자의 부동산으로 주머니돈 100배 만들기
송복규 지음 / 신국판 / 328쪽 / 13,000원
성공하는 슈퍼마켓&편의점 창업
나명환 지음 / 4×6배판 변형 / 500쪽 / 28,000원
대한민국 성공 재테크 부동산 펀드와 리츠로 승부하라
김영준 지음 / 신국판 / 256쪽 / 12,000원
마일리지 200% 활용하기
박성희 지음 / 국판 변형 / 200쪽 / 8,000원
1%의 가능성에 도전, 성공 신화를 이룬 여성 CEO
김미현 지음 / 신국판 / 248쪽 / 9,500원
3천만 원으로 부동산 재벌 되기
최수길 · 이숙 · 조연희 지음
신국판 / 290쪽 / 12,000원
10년을 앞설 수 있는 재테크
노동규 지음 / 신국판 / 260쪽 / 10,000원

세계 최강을 추구하는 도요타 방식
나카야마 키요타카 지음 / 민병수 옮김
신국판 / 296쪽 / 12,000원
최고의 설득을 이끌어내는 프레젠테이션
조두환 지음 / 신국판 / 296쪽 / 11,000원
최고의 만족을 이끌어내는 창의적 협상
조강희 · 조원희 지음 / 신국판 / 248쪽 / 10,000원
New 세일즈 기법 물건을 팔지 말고 가치를 팔아라
조기선 지음 / 신국판 / 264쪽 / 9,500원
작은 회사는 전략이 달라야 산다
황문진 지음 / 신국판 / 312쪽 / 11,000원
돈되는 슈퍼마켓&편의점 창업전략(입지 편)
나명환 지음 / 신국판 / 352쪽 / 13,000원
25 · 35 꼼꼼 여성 재테크
정원훈 지음 / 신국판 / 224쪽 / 11,000원
대한민국 2030 독특하게 창업하라
이상헌 · 이호 지음 / 신국판 / 288쪽 / 12,000원
왕초보 주택 경매로 돈 벌기
천관성 지음 / 신국판 / 288쪽 / 12,000원
**New 마케팅 기법 (실천편)
물건을 팔지 말고 가치를 팔아라 2**
조기선 지음 / 신국판 / 240쪽 / 10,000원
퇴출 두려워 마라 홀로서기에 도전하라
신정수 지음 / 신국판 / 256쪽 / 11,500원
슈퍼마켓&편의점 창업 바이블
나명환 지음 / 신국판 / 280쪽 / 12,000원
위기의 한국 기업 재창조하라
신정수 지음 / 신국판 양장본 / 304쪽 / 15,000원
취업 닥터
신정수 지음 / 신국판 / 272쪽 / 13,000원
합법적으로 확실하게 세금 줄이는 방법
최성호, 김기근 지음 / 대국전판 / 372쪽 / 16,000원
선거수첩
김용한 엮음 / 4×6판 / 184쪽 / 9,000원
소상공인 마케팅 실전 노하우
(사)한국소상공인마케팅협회 지음 / 황문진 감수
4×6배판 변형 / 372쪽 / 22,000원

주식

개미군단 대박맞이 주식투자
홍성걸(한양증권 투자분석팀 팀장) 지음
신국판 / 310쪽 / 9,500원
알고 하자! 돈 되는 주식투자
이길영 외 2명 공저 / 신국판 / 388쪽 / 12,500원
항상 당하기만 하는 개미들의 매도 · 매수타이밍 999% 적중 노하우
강경무 지음 / 신국판 / 336쪽 / 12,000원

부자 만들기 주식성공클리닉
이창회 지음 / 신국판 / 372쪽 / 11,500원
선물 · 옵션 이론과 실전매매
이창회 지음 / 신국판 / 372쪽 / 12,000원
너무나 쉬워 재미있는 주가차트
홍성무 지음 / 4×6배판 / 216쪽 / 15,000원

주식투자 직접 투자로 높은 수익을 올릴 수 있는 비결
김학균 지음 / 신국판 / 230쪽 / 11,000원
억대 연봉 증권맨이 말하는 슈퍼 개미의 수익 나는 원리
임정규 지음 / 신국판 / 248쪽 / 12,500원

역학

역리종합 만세력
정도명 편저 / 신국판 / 532쪽 / 10,500원
작명대전
정보국 지음 / 신국판 / 460쪽 / 12,000원
하락이수 해설
이천교 편저 / 신국판 / 620쪽 / 27,000원
현대인의 창조적 관상과 수상
백운산 지음 / 신국판 / 344쪽 / 9,000원
대운용신영부적
정재원 지음 / 신국판 양장본 / 750쪽 / 39,000원

사주비결활용법
이세진 지음 / 신국판 / 392쪽 / 12,000원
컴퓨터세대를 위한 新 성명학대전
박용찬 지음 / 신국판 / 388쪽 / 11,000원
길흉화복 꿈풀이 비법
백운산 지음 / 신국판 / 410쪽 / 12,000원
새천년 작명컨설팅
정재원 지음 / 신국판 / 492쪽 / 13,900원
백운산의 신세대 궁합
백운산 지음 / 신국판 / 304쪽 / 9,500원

동자삼 작명학
남시모 지음 / 신국판 / 496쪽 / 15,000원
구성학의 기초
문길여 지음 / 신국판 / 412쪽 / 12,000원
소울음소리
이건우 지음 / 신국판 / 314쪽 / 10,000원

법률일반

여성을 위한 성범죄 법률상식
조명원(변호사) 지음 / 신국판 / 248쪽 / 8,000원

아파트 난방비 75% 절감방법
고영근(지음) / 신국판 / 238쪽 / 8,000원

일반인이 꼭 알아야 할 절세전략 173선
최성호(공인회계사) 지음 / 신국판 / 392쪽 / 12,000원

변호사와 함께하는 부동산 경매
최화주(변호사) 지음 / 신국판 / 404쪽 / 13,000원

혼자서 쉽고 빠르게 할 수 있는 소액재판
김재용 · 김종철 공저 / 신국판 / 312쪽 / 9,500원

"술 한 잔 사겠다"는 말에서 찾아보는 채권 · 채무
변환철(변호사) 지음 / 신국판 / 408쪽 / 13,000원

알기쉬운 부동산 세무 길라잡이
이건우(세무서 재산계장) 지음
신국판 / 400쪽 / 13,000원

알기쉬운 어음, 수표 길라잡이
변환철(변호사) 지음 / 신국판 / 328쪽 / 11,000원

제조물책임법
강동근(변호사) · 윤종성(검사) 공저
신국판 / 368쪽 / 13,000원

알기 쉬운 주5일근무에 따른 임금 · 연봉제 실무
문강분(공인노무사) 지음
4×6배판 변형 / 544쪽 / 35,000원

변호사 없이 당당히 이길 수 있는 형사소송
김대환 지음 / 신국판 / 304쪽 / 13,000원

변호사 없이 당당히 이길 수 있는 민사소송
김대환 지음 / 신국판 / 412쪽 / 14,500원

혼자서 해결할 수 있는 교통사고 Q&A
조명원(변호사) 지음 / 신국판 / 336쪽 / 12,000원

알기 쉬운 개인회생 · 파산 신청법
최재구(법무사) 지음 / 신국판 / 352쪽 / 13,000원

부동산 조세론
성태식 · 김예기 지음
4×6배판 변형 / 408쪽 / 33,000원

생활법률

부동산 생활법률의 기본지식
대한법률연구회 지음 / 김원중(변호사) 감수
신국판 / 472쪽 / 13,000원

고소장 · 내용증명 생활법률의 기본지식
하태웅(변호사) 지음 / 신국판 / 440쪽 / 12,000원

노동 관련 생활법률의 기본지식
남동희(공인노무사) 지음 / 신국판 / 528쪽 / 14,000원

외국인 근로자 생활법률의 기본지식
남동희(공인노무사) 지음 / 신국판 / 400쪽 / 12,000원

계약작성 생활법률의 기본지식
이상도(변호사) 지음 / 신국판 / 560쪽 / 14,500원

지적재산 생활법률의 기본지식
이상도(변호사) · 조의제(변리사) 공저
신국판 / 496쪽 / 14,000원

부당노동행위와 부당해고 생활법률의 기본지식
박영수(공인노무사) 지음 / 신국판 / 432쪽 / 14,000원

주택 · 상가임대차 생활법률의 기본지식
김운용(변호사) 지음 / 신국판 / 480쪽 / 14,000원

하도급거래 생활법률의 기본지식
김진홍(변호사) 지음 / 신국판 / 440쪽 / 14,000원

이혼소송과 재산분할 생활법률의 기본지식
박동섭(변호사) 지음 / 신국판 / 460쪽 / 14,000원

부동산등기 생활법률의 기본지식
정상태(법무사) 지음 / 신국판 / 456쪽 / 14,000원

기업경영 생활법률의 기본지식
안동섭(단국대 교수) 지음 / 신국판 / 466쪽 / 14,000원

교통사고 생활법률의 기본지식
박정무(변호사) · 전병찬 공저
신국판 / 480쪽 / 14,000원

소송서식 생활법률의 기본지식
김대환 지음 / 신국판 / 480쪽 / 14,000원

호적 · 가사소송 생활법률의 기본지식
정주수(법무사) 지음 / 신국판 / 516쪽 / 14,000원

상속과 세금 생활법률의 기본지식
박동섭(변호사) 지음 / 신국판 / 480쪽 / 14,000원

담보 · 보증 생활법률의 기본지식
류창호(법학박사) 지음 / 신국판 / 436쪽 / 14,000원

소비자보호 생활법률의 기본지식
김성천(법학박사) 지음 / 신국판 / 504쪽 / 15,000원

판결 · 공정증서 생활법률의 기본지식
정상태(법무사) 지음 / 신국판 / 312쪽 / 13,000원

산업재해보상보험 생활법률의 기본지식
정유석(공인노무사) 지음 / 신국판 / 384쪽 / 14,000원

처세

성공적인 삶을 추구하는 여성들에게 우먼파워
조안 커너 · 모이라 레이너 공저 / 지창영 옮김
신국판 / 352쪽 / 8,800원

이익이 되는 말 손해가 되는 말
우메사마 미요 지음 / 정성호 옮김
신국판 / 304쪽 / 9,000원

성공하는 사람들의 화술테크닉
민영욱 지음 / 신국판 / 320쪽 / 9,500원

부자들의 생활습관 가난한 사람들의 생활습관
다케우치 야스오 지음 / 홍영의 옮김
신국판 / 320쪽 / 9,800원

코끼리 귀를 당긴 원숭이-히딩크식 창의력을 배우자
강호인 지음 / 신국판 / 208쪽 / 8,500원

성공하려면 유머와 위트로 무장하라
민영욱 지음 / 신국판 / 292쪽 / 9,500원

동物병의 오뚝이전략
조항남 편저 / 신국판 / 304쪽 / 9,500원

노무현 화술과 화법을 통한 이미지 변화
이현정 지음 / 신국판 / 320쪽 / 10,000원

성공하는 사람들의 토론의 법칙
민영욱 지음 / 신국판 / 280쪽 / 9,500원

사람은 칭찬을 먹고산다
민영욱 지음 / 신국판 / 268쪽 / 9,500원

사과의 기술
김농주 지음 / 신국판 변형 양장본 / 200쪽 / 10,000원

취업 경쟁력을 높여라
김농주 지음 / 신국판 / 280쪽 / 12,000원

유비쿼터스시대의 블루오션 전략
최양진 지음 / 신국판 / 248쪽 / 10,000원

나만의 블루오션 전략-화술편
민영욱 지음 / 신국판 / 254쪽 / 10,000원

희망의 씨앗을 뿌리는 20대를 위하여
우광균 지음 / 신국판 / 172쪽 / 8,000원

끌리는 사람은 되기위한 이미지 컨설팅
홍순아 지음 / 대국전판 / 194쪽 / 10,000원

글로벌 리더의 소통을 위한 스피치
민영욱 지음 / 신국판 / 328쪽 / 10,000원

오바마처럼 꿈에 미쳐라
정영순 지음 / 신국판 / 208쪽 / 9,500원

여자 30대, 내 생애 최고의 인생을 만들어라
정영순 지음 / 신국판 / 256쪽 / 11,500원

인맥의 달인을 넘어 인맥의 神이 되라
서필환 · 봉은희 지음 / 신국판 / 304쪽 / 12,000원

아임 파인(I'm Fine!)
오오카와 류우호오 지음 / 4×6판 / 152쪽 / 8,000원

미셸 오바마처럼 사랑하고 성공하라
정영순 지음 / 신국판 / 224쪽 / 10,000원

용기의 법
오오카와 류우호오 지음 / 국판 / 208쪽 / 10,000원

긍정의 신
김태광 지음 / 신국판변형 / 230쪽 / 9,500원

위대한 결단
이채윤 지음 / 신국판 / 316쪽 / 15,000원

한국을 일으킬 비전 리더십
안의정 지음 / 신국판 / 340쪽 / 14,000원

하우 어바웃 유?
오오카와 류우호오 지음
/ 신국판변형 / 140쪽 / 9,000원

셀프 리더십의 긍정적 힘
배은경 지음 / 신국판 / 178쪽 / 12,000원

명상

명상으로 얻는 깨달음
달라이 라마 지음 / 지창영 옮김
국판 / 320쪽 / 9,000원

어학

2진법 영어
이상도 지음 / 4×6배판 변형 / 328쪽 / 13,000원
한 방으로 끝내는 영어
고제윤 지음 / 신국판 / 316쪽 / 9,800원
한 방으로 끝내는 영단어
김승엽 지음 / 김수경 · 카렌다 감수
4×6배판 변형 / 236쪽 / 9,800원
**해도해도 안 되던 영어회화 하루에 30분씩 90일
이면 끝낸다**
Carrot Korea 편집부 지음
4×6배판 변형 / 260쪽 / 11,000원
바로 활용할 수 있는 기초생활영어

김수경 지음 / 신국판 / 240쪽 / 10,000원
바로 활용할 수 있는 비즈니스영어
김수경 지음 / 신국판 / 252쪽 / 10,000원
생존영어55
홍일록 지음 / 신국판 / 224쪽 / 8,500원
필수 여행영어회화
한현숙 지음 / 4×6판 변형 / 328쪽 / 7,000원
필수 여행일어회화
윤영자 지음 / 4×6판 변형 / 264쪽 / 6,500원
필수 여행중국어회화
이은진 지음 / 4×6판 변형 / 256쪽 / 7,000원

영어로 배우는 중국어
김승엽 지음 / 신국판 / 216쪽 / 9,000원
필수 여행 스페인어회화
유연창 지음 / 4×6판 변형 / 288쪽 / 7,000원
바로 활용할 수 있는 홈스테이 영어
김형주 지음 / 신국판 / 184쪽 / 9,000원
필수 여행 러시아어회화
이은수 지음 / 4×6판 변형 / 248쪽 / 7,500원
영어 먹는 고양이 1
권혁천 지음 / 4×6배판 (올컬러) / 164쪽 / 9,500원

여행

우리 땅 우리 문화가 살아 숨쉬는 옛터
이형권 지음 / 대국전판(올컬러) / 208쪽 / 9,500원
아름다운 산사
이형권 지음 / 대국전판(올컬러) / 208쪽 / 9,500원
맛과 멋이 있는 남만의 카페
박성천 지음 / 대국전판(올컬러) / 168쪽 / 9,900원
한국의 숨어 있는 아름다운 풍경
이종원 지음 / 대국전판(올컬러) / 208쪽 / 9,900원

사람이 있고 자연이 있는 아름다운 명산
박기성 지음 / 대국전판(올컬러) / 176쪽 / 12,000원
마음의 고향을 찾아가는 여행 포구
김인자 지음 / 대국전판(올컬러) / 224쪽 / 14,000원
생명이 살아 숨쉬는 한국의 아름다운 강
민병준 지음 / 대국전판(올컬러) / 168쪽 / 12,000원
뜨는 대로 세계여행
김재관 지음
4×6배판 변형(올컬러) / 368쪽 / 20,000원

풍경 속을 걷는 즐거움 명상 산책
김인자 지음 / 대국전판(올컬러) / 224쪽 / 14,000원
3. 3. 7 세계여행
김완수 지음
4×6배판 변형(올컬러) / 280쪽 / 12,900원

레포츠

수영이의 브라질 축구 탐방 삼바 축구, 그들은 강하다
이수열 지음 / 신국판 / 280쪽 / 8,500원
마라톤, 그 아름다운 도전을 향하여
빌 로저스 · 프리실라 웰치 · 조 헨더슨 공저
오인환 감수 / 지창영 옮김
4×6배판 / 320쪽 / 15,000원
인라인스케이팅 100%즐기기
임미숙 지음 / 4×6배판 변형 / 172쪽 / 11,000원

스키 100% 즐기기
김동환 지음 / 4×6배판 변형 / 184쪽 / 12,000원
태권도 총론
하웅의 지음 / 4×6배판 / 288쪽 / 15,000원
수영 100% 즐기기
김종만 지음 / 4×6배판 변형 / 248쪽 / 13,000원
건강을 위한 웰빙 걷기
이강옥 지음 / 대국전판 / 280쪽 / 10,000원

쉽고 즐겁게! 신나게! 배우는 재즈댄스
최재선 지음 / 4×6배판 변형 / 200쪽 / 12,000원
해양스포츠 카이트보딩
김남용 편저 / 신국판(올컬러) / 152쪽 / 18,000원
허승은과 함께하는초보자도 쉽게 배우는 스키 비법
허승은 지음 / 4×6배판 변형 / 164쪽 / 13,000원

골프

퍼팅 메커닉
현용 지음 / 4×6배판 변형 / 192쪽 / 18,000원
아마골프 가이드
정영호 지음 / 4×6배판 변형 / 216쪽 / 12,000원
골프 100타 깨기
김준모 지음 / 4×6배판 변형 / 136쪽 / 10,000원
골프 90타 깨기
김광섭 지음 / 4×6배판 변형 / 148쪽 / 11,000원
KLPGA 최여진 프로의 센스 골프
최여진 지음
4×6배판 변형(올컬러) / 188쪽 / 13,900원
KTPGA 김준모 프로의 파워 골프
김준모 지음
4×6배판 변형(올컬러) / 192쪽 / 13,900원

골프 80타 깨기
오태훈 지음 / 4×6배판 변형 / 132쪽 / 10,000원
신나는 골프 세상
유웅열 지음
4×6배판 변형(올컬러) / 232쪽 / 16,000원
이신 프로의 더 퍼펙트
이신 지음 / 국배판 변형 / 336쪽 / 28,000원
주니어출신 박영진 프로의 주니어골프
박영진 지음
4×6배판 변형(올컬러) / 164쪽 / 11,000원
골프손자병법
유웅열 지음
4×6배판 변형(올컬러) / 212쪽 / 16,000원

박영진 프로의 주말 골퍼 100타 깨기
박영진 지음
4×6배판 변형(올컬러) / 160쪽 / 12,000원
10타 줄여주는 클럽 피팅
현세용 · 서주석 공저
4×6배판 변형 / 184쪽 / 15,000원
단기간에 싱글이 될 수 있는 원포인트 레슨
권용진 · 김준모 지음
4×6배판 변형(올컬러) / 152쪽 / 12,500원
이신 프로의 더 퍼펙트 쇼트 게임
이신 지음
국배판 변형(올컬러) / 248쪽 / 20,000원
인체에 가장 잘 맞는 스킨 골프
박길석 지음
국배판 변형 양장본(올컬러) / 312쪽 / 43,000원

여성실용

결혼준비, 이제 놀이가 된다
김창규 · 김수경 · 김정철 지음
4×6배판 변형(올컬러) / 230쪽 / 13,000원

아동

꿈도둑의 비밀
이소영 지음 / 신국판 / 136쪽 / 7,500원

바리온의 빛나는 돌
이소영 지음 / 신국판 / 144쪽 / 8,000원

나도 예뻐질 수 있다

2019년 8월 15일 제1판 1쇄 발행

지은이 / 김경모
펴낸이 / 강선희
펴낸곳 / 가림출판사

등록 / 1992. 10. 6. 제 4-191호
주소 / 서울시 광진구 영화사로 83-1 영진빌딩 5층
대표전화 / 02)458-6451 팩스 / 02)458-6450
홈페이지 / www.galim.co.kr
이메일 / galim@galim.co.kr

값 12,000원

ⓒ 김경모, 2019

ISBN 978-89-7895-420-4 13510

이 도서의 국립중앙도서관 출판예정도서목록(CIP)은 서지정보유통지원시스템
홈페이지(http://seoji.nl.go.kr)와 국가자료종합목록시스템(http://www.nl.go.kr/
kolisnet)에서 이용하실 수 있습니다. (CIP제어번호 : CIP2019028771)

이 책은 ≪수술하지 않고도 나도 예뻐질 수 있다≫를 제호 변경한 도서입니다.

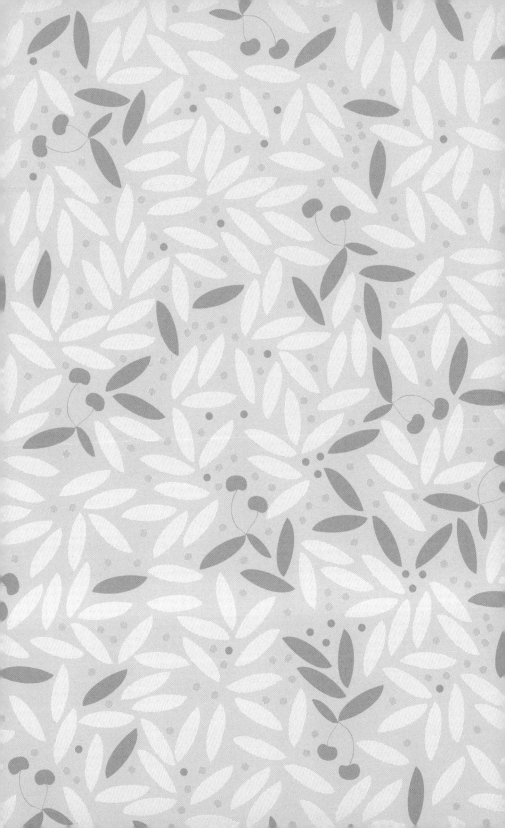

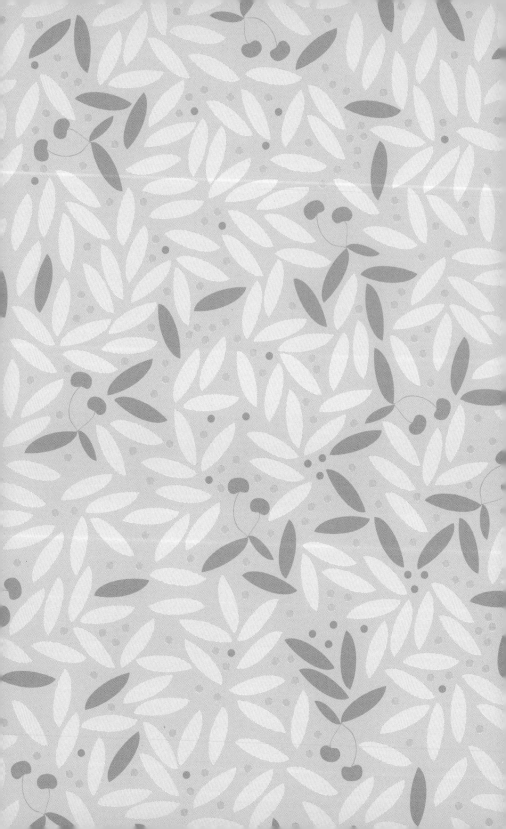

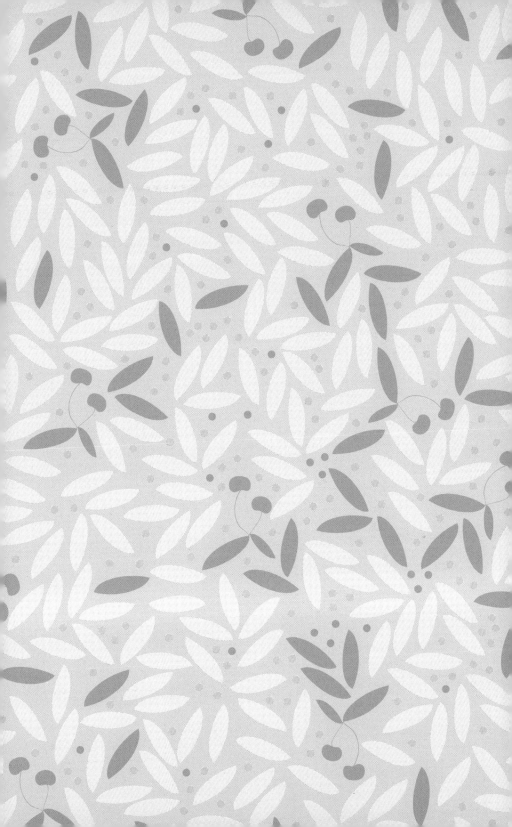

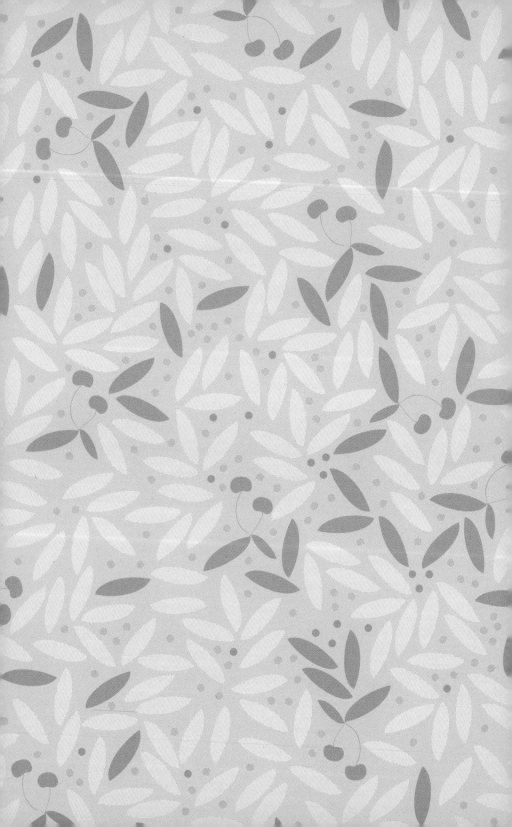